CONNAÎTRE LE MÉDICAMENT

Tome 3

Obstacles à la pharmacovigilance

Délinquance en col blanc
Inertie des pouvoirs publics

Amine UMLIL

Du même auteur

Le Spectre de l'Isotèle. Éditions Les 2 Encres, mai 2013

Médicament : recadrage. Sans ton pharmacien, t'es mort ! Éditions Les 2 Encres, septembre 2013

L'esprit du football : principes fondamentaux. Éditions BoD, février 2016

Ce que devient le médicament dans le corps humain. Conséquences en matière de soins. Collection « Connaître le médicament », Tome 1. Éditions BoD, juin 2016

L'équation hospitalière. De Robert BOULIN à Marisol TOURAINE. Éditions BoD, octobre 2016

Maître et Député Gilbert COLLARD, Voici pourquoi le Front National ne peut gouverner la France. Éditions BoD, février 2017

20 000. Plaise au Président de la République Française. Éditions BoD, septembre 2017

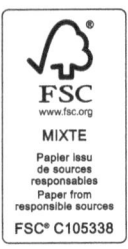

Obstacles à la pharmacovigilance

Délinquance en col blanc
Inertie des pouvoirs publics

© 2018, Amine UMLIL

Éditeur :
BoD – Books on Demand,
12/14 rond-point des Champs Élysées
75008 Paris, France

Impression :
BoD – Books on Demand, Norderstedt, Allemagne

ISBN : 9782322091331
Dépôt légal : décembre 2018

« *Je jure en présence des maîtres de la faculté et de mes condisciples :*

D'honorer ceux qui m'ont instruit dans les préceptes de mon art et de leur témoigner ma reconnaissance en restant fidèle à leur enseignement ;

D'exercer, dans l'intérêt de la santé publique, ma profession avec conscience et de respecter non seulement la législation en vigueur, mais aussi les règles de l'honneur, de la probité et du désintéressement ;

De ne jamais oublier ma responsabilité, mes devoirs envers le malade et sa dignité humaine, de respecter le secret professionnel.

En aucun cas, je ne consentirai à utiliser mes connaissances et mon état pour corrompre les mœurs et favoriser les actes criminels.

Que les hommes m'accordent leur estime si je suis fidèle à mes promesses.

Que je sois couvert d'opprobre et méprisé de mes confrères, si j'y manque. »

SERMENT DE GALIEN
Faculté des sciences pharmaceutiques
Toulouse, le 02 novembre 2000

Cette réflexion est élaborée et proposée sans aucun lien ni conflit d'intérêts.
(Article L.4113-13 du code de la santé publique)

N.B. : Les citations (entre guillemets) sont reproduites telles qu'elles ont été rédigées par leurs auteurs.

« *Que les empires, sans la justice, ne sont que des ramassis de brigands.* » Disait un de nos ancêtres : Saint Augustin (354-430).

Combien d'effets indésirables graves seraient-ils cachés ? Combien de décès ? Combien de mises en jeu du pronostic vital ? Combien d'invalidités, d'incapacités importantes, durables ? Combien de séquelles ? Combien d'anomalies ou malformations congénitales ? Combien d'hospitalisations ? Combien de prolongations d'hospitalisations ?

En ma qualité de pharmacien des hôpitaux, praticien hospitalier, responsable de la pharmacovigilance, de la coordination des vigilances sanitaires, et du CTIAP (centre territorial d'information indépendante et d'avis pharmaceutiques)[1] du centre hospitalier de Cholet, et également en ma qualité de citoyen, j'écris ces quelques lignes pour alerter.

Il est devenu insupportable de continuer de contempler ces obstacles entravant le fonctionnement normal de la pharmacovigilance au sein d'un établissement public de santé. La République Française se veut exemplaire, nous dit-on. Ces freins menacent l'efficience du système d'alerte sanitaire et donc la sécurité des patients.

Et quel paradoxe de voir cet hôpital public

---

[1] Site internet du CTIAP : http://ctiapchcholet.blogspot.com/

s'afficher, publiquement, comme participant à « *La Semaine de la sécurité des patients* » organisée du 26 au 30 novembre 2018 par le Ministère de la santé sous le titre : « *Les médicaments ? A bon escient !* »... !

Au début du mois de juillet 2018, la revue indépendante *Prescrire* publie un article[2] sous le titre « *Firmes pharmaceutiques : impunité organisée* ». Cet article nous informe qu'une « *inspection menée en 2012* » a révélé qu'une firme « *n'avait pas analysé ni transmis aux agences du médicament plus de 80 000 cas suspectés d'effets indésirables concernant 19 médicaments* ». Pour avoir adopté une « *attitude humble et repentante* », la firme a « *cherché, avec succès* » l'obtention de « *la clémence des autorités européennes* ». Les poursuites « *s'arrêtent donc* ». La firme « *n'aura pas à payer les près de 700 millions de dollars d'amende en jeu* ».

L'exemple d'un établissement public de santé mérite donc d'être cité, lui aussi. Un système organisé prive le responsable de la pharmacovigilance et de la coordination des vigilances sanitaires d'accéder aux fiches de signalements des événements indésirables liés au circuit du médicament. Les auteurs de ces

---

[2] « *Impunité des firmes* », Revue *Prescrire* 2018 ; 38 (417) : 538.

obstacles sont investis de grandes responsabilités au sein de l'établissement.

La revue *Prescrire*, qui dénonce l'« impunité organisée » des « *firmes pharmaceutiques* » serait, pour le moins, étonnée d'apprendre que depuis plusieurs années, un système organisé à l'hôpital interdit au responsable de la pharmacovigilance et de la coordination des vigilances sanitaires d'accéder à une copie des fiches d'incidents signalant des événements indésirables observés lors de l'administration des médicaments à des patients hospitalisés notamment. Pourtant, ces signalements sont effectués par des soignants auprès de la sous-direction chargée de la « *Qualité* » et de la « *Gestion des risques* ».

Fin 2018 : un constat

Dans un hôpital public aussi : « *impunité organisée* »

En cette fin d'année 2018, au sein de cet hôpital, ces freins dressés contre la pharmacovigilance sont toujours d'actualité.

Au mois de mars 2018, un écrit diffusé informe les membres de la commission du médicament, ainsi que les autres médecins et pharmaciens, de la date et de l'ordre du jour de la réunion programmée en avril 2018. C'est ainsi que le responsable de la pharmacovigilance et de la coordination des vigilances sanitaires, qui n'est plus invité à cette commission, découvre l'existence d'un *« bilan événement indésirable médicamenteux 2017 »*. Or, ces *« événements »* indésirables médicamenteux ne lui ont jamais été transmis. À nouveau, ce dernier demande une copie de l'intégralité des fiches signalant ces événements indésirables.

Demande refusée.

Ce responsable de la pharmacovigilance et de la coordination des vigilances sanitaires espère alors pouvoir récupérer au moins ledit *« bilan événement indésirable médicamenteux*

2017 » présenté lors de cette séance de la commission du médicament du mois d'avril 2018. Il attend donc le compte-rendu habituellement diffusé. Il le demande. Mais, les auteurs de ces obstacles innovent : le compte-rendu de cette séance est finalement diffusé, mais sans le point correspondant à ce *« bilan événement indésirable médicamenteux 2017 »* ; et alors même que ce même compte-rendu indique ce point dans la page relative à l'ordre du jour.

Après plusieurs entretiens avec le directeur de l'hôpital, une alerte est adressée à Madame la Ministre des solidarités et de la santé. Cette lettre demande son intervention.

Alerte du 10 septembre 2018 envoyée à la Ministre des solidarités et de la santé : e-mail de 18h25

« *Objet* : Obstacles à la pharmacovigilance. Refus de transmettre les incidents médicamenteux à la pharmacovigilance : Alerte et demande d'intervention de la Ministre des solidarités et de la santé

Madame la Ministre des solidarités et de la santé,
Madame Agnès BUZYN,
Chère Professeure de médecine,

C'est avec urgence et gravité que j'ai l'honneur de saisir votre bienveillance en ma qualité de responsable de la pharmacovigilance, de la coordination des vigilances sanitaires, et du CTIAP (centre territorial d'information indépendante et d'avis pharmaceutiques) au centre hospitalier de Cholet.

En 2018, à l'ère où les patients et les citoyens réclament une sécurisation du circuit du médicament, une transparence en matière d'information, et une efficacité de la pharmacovigilance, les incidents médicamenteux observés chez des patients, et déclarés par les soignants au service « Qualité » et à la « Gestion des risques », ne me sont toujours pas transmis. Un système organisé me prive d'accéder à une copie de ces fiches signalant ces événements indésirables liés au circuit du médicament. Les auteurs de ces obstacles sont investis de grandes responsabilités au sein de cet hôpital public.

Le directeur de l'établissement, lui-même, semble se heurter à de « fortes oppositions ». Il a été préalablement informé de la présente alerte qui vous est destinée.

Mes nombreuses alertes internes, notamment écrites, sont restées vaines. Dans ces alertes, j'ai rappelé à ces auteurs les dispositions légales et réglementaires, leurs obligations en matière de signalement des effets indésirables, les Bonnes pratiques de pharmacovigilance de février 2018, les directives de l'Ordre national des pharmaciens, le contenu du procès-verbal de la commission médicale d'établissement en date du 28 septembre 2017, etc.. Mais, ces personnes maintiennent leur refus.

Ils refusent aussi de me transmettre le « bilan événement indésirable médicamenteux 2017 » qui a été inscrit à l'ordre du jour de la commission du médicament programmée en avril 2018. C'est la diffusion de cet ordre du jour qui m'a permis de découvrir l'existence de ces événements indésirables observés chez les patients. Il y a lieu de relever que je ne suis plus invité à cette commission depuis des années.

Pourtant, le 23 janvier 2013, ladite direction « Qualité » m'écrivait notamment ceci : « (…) il est prévu que vous soyez destinataire de toutes les fiches ayant trait avec le médicament (…) ».

Dans lesdites alertes internes restées infructueuses, j'ai bien pris soins d'indiquer à ces auteurs récalcitrants qu'« en l'absence de réponse favorable » à ma demande, « je me réserve le droit de saisir les organes ad hoc compétents dans les plus brefs délais ».

Manifestement, ces individus n'auraient peur de rien. Ils seraient assurés de leur impunité au sein de la fonction publique hospitalière.

À de nombreuses reprises, j'ai alerté l'Agence régionale de santé (ARS) des Pays-de-la-Loire. Cette autorité ad hoc n'a jamais jugé utile de me répondre. La seule fois où j'ai pu constater une réaction de sa part, c'était à l'occasion d'un courrier adressé, directement à la presse, par la famille d'un patient décédé suite à un effet indésirable présumé d'origine médicamenteuse.

Ces résistances croient pouvoir continuer à prospérer en détournant le système légal de pharmacovigilance nationale. Ces comportements sont incompatibles avec les valeurs et le fonctionnement normal du service public hospitalier.

Ces faits, non exhaustifs, justifient votre intervention d'autant plus que vous avez récemment manifesté votre attachement à la remontée des informations relatives aux effets indésirables présumés d'origine médicamenteuse.

Par ces motifs, je vous demande donc de bien vouloir intervenir pour notamment mettre les auteurs de ces agissements répétitifs face à leurs responsabilités. Ils ne sont pas au-dessus de la Loi. La sécurité des patients en dépend.

Il vous appartient également de décider de l'opportunité de saisir l'Inspection générale des affaires sociales (IGAS) d'une part, et d'actionner les dispositions de l'article 40 du code de procédure pénale invitant à alerter le procureur de la République d'autre part.

En restant à votre disposition pour tout complément d'information ou pièce utile, je vous prie de bien vouloir recevoir, Madame la Ministre des solidarités et de la santé, l'expression de mon profond respect.

Docteur Amine UMLIL
Pharmacien des hôpitaux, praticien hospitalier
Unité de pharmacovigilance
Coordination des vigilances sanitaires
CTIAP (centre territorial d'information indépendante et d'avis pharmaceutiques) : http://ctiapchcholet.blogspot.com/
Centre hospitalier de Cholet
1, rue Marengo
49325 CHOLET Cedex »

...

Rapidement, un Conseiller au cabinet de Madame la Ministre des solidarités et de la santé me répond.

Réponse rapide du Conseiller au cabinet de Madame la Ministre des solidarités et de la santé

Six minutes après mon alerte, soit à 18h31, un Conseiller au cabinet de Madame la Ministre des solidarités et de la santé me répond :

« *Bonjour,*

J'accuse bonne réception de votre message et vous en remercie.
Votre message a été adressé aux services compétentes et les informations contenues seront analysées dans les meilleurs délais.

Bien cordialement,
(…). »

…

Longtemps, je me suis interrogé : Quels sont ces *« services compétents »* ?

Quelques semaines plus tard, je relance ce Conseiller.

Relance du Conseiller au cabinet de Madame la Ministre des solidarités et de la santé

Lundi 15 octobre 2018, à 10h18, je relance ce Conseiller :

« Bonjour,

Pour information : j'ai l'honneur de vous adresser, en pièce jointe, la Note « Pharmacovigilance : un extrait des arguments de droit » (2 pages) ; à laquelle sont annexées sept pièces jointes (9 pages).
N.B. : Je n'ai reçu aucune nouvelle suite à mon alerte ci-dessous [du 10 septembre 2018 adressée à la Ministre]. Est-ce que la Ministre des solidarités et de la santé, Madame Agnès BUZYN, est informée de mes écrits qui lui sont, personnellement, destinés ?

En vous remerciant,
Bien cordialement,
(…). »

...

À nouveau, ce Conseiller me répond rapidement.

Nouvelle réponse rapide du Conseiller au cabinet de Madame la Ministre des solidarités et de la santé

Dix minutes plus tard, soit à 10h28, ce Conseiller m'informe :

« *Bonjour,*

J'accuse bonne réception de votre message et vous en remercie.
Je vous confirme que tous les messages reçus sont analysés et traités.
En l'espèce, votre demande relève de l'ARS [agence régionale de santé] Pays de Loire qui suit votre dossier et non du niveau national.

Bien cordialement,
(…). »

...

Ce Conseiller refuse donc de transmettre mon alerte à son destinataire : Madame la Ministre des solidarités et de la santé. Aurait-il au moins informé la Ministre ?

Privé d'un recours auprès de Madame la Ministre des solidarités et de la santé

Ce Conseiller au cabinet de Madame la Ministre des solidarités et de la santé s'autorise donc à renvoyer mon alerte à l'agence régionale de santé (ARS) des Pays-de-la-Loire.

Il me prive donc d'un recours auprès de la Ministre.

Pourtant, ce Conseiller ne peut ignorer ce que ma lettre précise :

« À de nombreuses reprises, j'ai alerté l'Agence régionale de santé (ARS) des Pays-de-la-Loire. Cette autorité ad hoc n'a jamais jugé utile de me répondre. La seule fois où j'ai pu constater une réaction de sa part, c'était à l'occasion d'un courrier adressé, directement à la presse, par la famille d'un patient décédé suite à un effet indésirable présumé d'origine médicamenteuse. »

Par ailleurs, cette agence régionale de santé (ARS) était déjà informée depuis le 11 septembre 2018.

Agence régionale de santé (ARS) des Pays-de-la-Loire informée de l'alerte adressée à Madame la Ministre des solidarités et de la santé

Je n'avais pas manqué de transmettre une copie de mon alerte, en date du 10 septembre 2018, à cette agence régionale de santé. En effet, par e-mail du 11 septembre 2018 (de 9h46), j'écris à :

« Monsieur le directeur général de l'agence régionale de santé (ARS),
Pays-de-la-Loire,

Pour information, j'ai l'honneur de porter à votre connaissance le contenu de l'alerte adressée, hier, à la Ministre des solidarités et de la santé, Madame Agnès BUZYN.
(…) »

…

Force donc est de constater l'inertie de ces pouvoirs publics malgré les preuves les mieux établies, indépendantes et réglementaires en tout premier lieu.

« *Pharmacovigilance ; un extrait des arguments de droit* » :
Note du 28 septembre 2018 élaborée conformément au souhait du directeur de l'hôpital

Le 28 septembre 2018, je transmets à Monsieur le directeur du centre hospitalier ladite Note « *Pharmacovigilance : un extrait des arguments de droit* » suivante :

« *La pharmacovigilance comporte le signalement des effets indésirables suspectés d'être dus à un médicament notamment et « y compris en cas de surdosage, de mésusage, d'abus et d'erreur médicamenteuse ». Ce signalement concerne les cas d'utilisation « conforme ou non conforme » aux termes de l'autorisation de mise sur le marché dudit médicament.*
Article R.5121-151 du Code de la santé publique
(Pièce n°1 ci-jointe, 1 page)

Les termes « surdosage », « mésusage », « abus », « erreur médicamenteuse » sont clairement définis.
Article R.5121-152 du Code de la santé publique
(Pièce n°2 ci-jointe, 2 pages)

Ce signalement à la pharmacovigilance concerne donc <u>tout</u> effet indésirable constaté chez un patient ; <u>quelles que soient</u> les circonstances ayant généré un tel effet indésirable.

Ce signalement est une obligation, et non une option, qui pèse sur notamment « le médecin, le chirurgien-dentiste, la sage-femme ou le pharmacien ».
Article R.5121-161 du Code de la santé publique
(Pièce n°3 ci-jointe, 1 page)

D'ailleurs, en juin 2017, l'Ordre national des pharmaciens confirme cette obligation.
Extrait des Cahiers de l'Ordre national des pharmaciens, N°11,
page 21 : « L'attitude face aux événements indésirables »
(Pièce n°4 ci-jointe, 1 page)

Par « Décision du 2 février 2018 relative aux bonnes pratiques de pharmacovigilance » (Pièce n°5), au visa des dispositions législatives et réglementaires notamment, le directeur général de l'Agence nationale de sécurité du médicament (ANSM) est venu, dans un « document unique » (Pièce n°6) rappeler le cadre légal appliqué à la pharmacovigilance en France.
(Pièce n°5 ci-jointe, 1 page) ;
(Pièce n°6 ci-jointe, pages 19 et 20 dudit « document unique », « Chapitre 2 : Rôle des professionnels de santé : cf.
« effets indésirables concernés » »).

Ces « Bonnes pratiques de pharmacovigilance » ont un caractère réglementaire.
Article R.5121-179 du Code de la santé publique (Pièce n°7 ci-jointe, 1 page)

Docteur Amine UMLIL
Pharmacien des hôpitaux, praticien hospitalier
Unité de pharmacovigilance
Coordination des vigilances sanitaires
CTIAP (centre territorial d'information indépendante et d'avis pharmaceutiques) :
http://ctiapchcholet.blogspot.com/
Centre hospitalier de Cholet
1, rue Marengo
49325 CHOLET Cedex

Pièces jointes :
Pièces citées dans la présente Note. »

...

Mais, rien ne bouge.

Pourtant, une sanction est prévue en cas de méconnaissance de ces règles.

Méconnaissance des obligations de signalement des effets indésirables des médicaments : une sanction prévue

Lesdites Bonnes pratiques de pharmacovigilance, à caractère réglementaire, indiquent qu'« *En application des dispositions de l'article R.5413-1 du CSP [code de la santé publique], le fait pour les médecins, chirurgien-dentistes, pharmaciens ou sage-femmes de méconnaître les obligations de signalement immédiat d'un effet indésirable grave suspecté d'être dû à un médicament ou produit au sens du 2° de l'article R.5121-152 dont ils ont eu connaissance est puni de l'amende prévue pour les contraventions de cinquième classe* ».

En l'espèce, dans ce cas, il ne s'agit pas d'une simple « *méconnaissance* ». Les comportements de ces auteurs pourraient être qualifiés autrement. La sanction pourrait être plus lourde.

Cette situation contraste avec notamment les récents messages diffusés, sur Tweeter, par l'agence nationale de sécurité du médicament (ANSM).

Tweets récents de l'agence nationale de sécurité du médicament (ANSM)

En ce mois de novembre 2018, avec impuissance, je contemple les récents tweets de l'agence nationale de sécurité du médicament (ANSM) :

« Patients, professionnels de santé : signaler un événement indésirable est utile à tous. »
(Tweet du 22 novembre 2018, 14h23)

« Déclarer un effet indésirable c'est contribuer à une meilleure connaissance des médicaments utilisés notamment chez la femme enceinte. »
(Tweet du 21 novembre 2018, 17h20)

« La déclaration d'un effet indésirable peut conduire l'ANSM à prendre des mesures pour rendre les médicaments plus sûrs. Découvrez comment fonctionne la pharmacovigilance. »
(Tweet du 21 novembre 2018, 14h15)

« 32 agences du médicament dans le monde s'unissent pour encourager la déclaration des effets indésirables des médicaments. »
(Tweet du 20 novembre 2018, 11h59)

Ces obstacles rencontrés, dans cet hôpital public, ont donc assez duré.

L'un des arguments avancés pour tenter de justifier cette inertie est le suivant : « *Le passé a laissé des traces* »… ne cesse-t-on de me répéter depuis que je réclame la levée de ces nouveaux freins.

Pourtant, le nouveau directeur de l'hôpital m'avait demandé de tourner les pages de ce passé. Un apaisement que je réclamais depuis au moins 2005. J'ai honoré cette demande du directeur.

Ils ressortent donc ce « *passé* » qui ne leur est vraiment pas favorable.

Des antécédents :

Obstacles historiques à la pharmacovigilance

Et

Freins à la sécurisation du circuit du médicament

Des faits non exhaustifs... déjà publiés, depuis 2012, sur le blog[3] « *Analyse citoyenne indépendante* ». Ce blog a été porté à la connaissance de toutes les autorités *ad hoc*. Les pages de ce blog se sont tournées, mais elles ne sont pas déchirées... Elles sont reprises dans ce livre à titre pédagogique.
Manifestement, certains éprouvent quelques difficultés à apprendre par les erreurs du passé...

---

[3] Site internet du blog « *Analyse citoyenne indépendante* » : http://analysecitoyenneindependante.blogspot.com/

Fausses informations diffusées au sein de l'hôpital

Les auteurs de ce système diffusent des informations, notamment écrites, en décalage avec les dispositions légales et réglementaires en vigueur dans le domaine de la pharmacovigilance. Deux exemples permettent d'illustrer ce fait.

Année 2011

Par exemple, en 2011, une personne diffuse publiquement, et y compris lors d'une séance de la commission médicale d'établissement, la fausse information suivante : *« l'erreur médicamenteuse est distincte de la pharmacovigilance qui s'intéresse aux événements inévitables et fait l'objet de déclarations séparées. »* Cette affirmation inexacte vient ainsi anéantir les actions menées dans cet établissement en matière de pharmacovigilance humaine.

Année 2010

De même, en 2010, pour entraver la déclaration en pharmacovigilance d'un effet indésirable signalé comme grave, une autre personne a même osé remettre en cause, et par écrit, la définition même d'un effet indésirable. En effet, en mars 2010, une fiche d'incident est rédigée. Celle-ci signale les faits suivants :

« Erreur de dispensation… pour un enfant de 18 mois le 09/12/2009… grave ; catastrophique… Il a été expliqué de donner à son enfant… 4750 mg/jour au lieu des 500 mg/jour prescrits… Selon le docteur, … contacté le 15/03, l'enfant… présente des signes d'intoxication…, ceci suite à 3 mois de traitement par [nom du médicament]… à une dose dix fois supérieure à sa prescription… Mr… [le père de l'enfant] a déjà souhaité savoir qui était responsable de cette erreur et s'interroge sur les séquelles possibles pour son enfant. »

En ce mois de mars 2010, la direction s'est trouvée forcée de transmettre cette fiche de signalement au responsable de la pharmacovigilance et de la coordination des vigilances sanitaires. En effet, après quelques échanges chronophages avec le directeur, ce dernier décide la levée de ces obstacles, injustifiés, initiés dès 2008. Je lui faisais notamment remarquer que de tels freins pourraient déplaire aux experts-visiteurs de la haute autorité de santé (HAS). L'arrivée de ces experts est prévue en juin 2011, soit dans un an. Elle s'inscrit dans le cadre de la troisième visite de certification de l'établissement. Il me transmet donc cette fiche.

L'incident, signalé par cette fiche, aurait été favorisé par notamment le conditionnement du médicament qui serait inadapté. Une présentation qui ne permettrait pas le prélèvement adéquat d'une dose pédiatrique.

L'auteur de cette fiche d'incident indique, dans la case intitulée *« Personne à l'origine de l'incident »*, le nom d'une jeune femme arrivée depuis peu à l'hôpital. Ensuite, il adresse une copie de cette fiche au directeur et au président de la commission médicale d'établissement notamment.

Le responsable de la pharmacovigilance et de la coordination des vigilances sanitaires tente donc de documenter le dossier. Alors, le même jour à 10h31, il adresse une demande à l'auteur de cette fiche :

« (...) À la lecture de la fiche signalétique d'incident, reçue ce jour, concernant l'enfant dont les initiales sont ... (né le ...), et selon votre déclaration, vous avez estimé que la gravité des conséquences de cet effet indésirable était « Grave »... ; « Catastrophique »... Il m'appartient donc d'effecteur une déclaration obligatoire de pharmacovigilance comme vous le savez (Cf. la

procédure à laquelle vous avez été récemment associée). Par conséquent, je vous prie de bien vouloir me transmettre une copie de l'intégralité du dossier en votre possession (ordonnances, bilans effectués, etc.) ; et de m'indiquer les raisons qui vous ont conduit à ne pas m'associer à la liste des destinataires de votre déclaration. Dans l'attente de votre réponse, Bien Cordialement. »

À 13 :27, l'auteur de la fiche répond :

« *Cet incident ne correspond pas à la définition d'un effet indésirable telle quelle est formulée dans la procédure citée.* »

Hallucinations ? Mauvaise foi ?...

Le responsable de la pharmacovigilance et de la coordination des vigilances sanitaires sollicite alors l'intervention de la direction et du médecin récemment désigné chef de pôle ; les deux ayant autorité fonctionnelle sur cet auteur de la fiche. Un auteur qui refuse ensuite de coopérer en mettant des obstacles à la pharmacovigilance.

À 15 :10, ce chef de pôle interpelle le directeur en ces termes :

« Monsieur le directeur,

Ces échanges m'amènent à formuler deux commentaires : Il s'agit d'un cas de dysfonctionnement (...) qui a provoqué un incident grave et qui doit être analysé avec tous les intervenants sans préjuger de la responsabilité « a priori » d'un personnel (...). Il s'agit bien d'un cas de pharmacovigilance consécutif à un mésusage [du médicament concerné] et qui doit être analysé et déclaré de façon habituelle. »

Mais, l'auteur, le subordonné, maintient son refus.

Le 23 mars 2010, à 11 :22, le chef de pôle relance :

« Je souhaite... que le Dr... [responsable de la pharmacovigilance et de la coordination des vigilances sanitaires] investigue cet incident en pharmacovigilance, afin d'en évaluer la gravité et d'acter que l'établissement a réagi en toute transparence. Je vous remercie donc de lui faire parvenir toutes pièces utiles en votre possession (notamment la prescription initiale validée). En vous remerciant par avance de votre diligence. »

Mais, le subordonné maintient toujours son refus.

Le 12 mai 2010, le responsable de la pharmacovigilance et de la coordination des vigilances sanitaires relance à son tour.

Toujours en vain.

Le 28 mai 2010, une collègue exerçant au centre régional de pharmacovigilance et au centre antipoison demande des nouvelles du dossier au responsable de pharmacovigilance :

« Bonjour…,
Tu avais contacté le centre antipoison le 19 mars 2010 à propos d'un enfant qui avait reçu une posologie excessive de [nom du médicament]. Afin de pouvoir clore le dossier du centre antipoison, pourrais-tu me donner des nouvelles de cet enfant. As-tu ouvert un dossier en pharmacovigilance pour lui ? Merci de ton aide. »

Le dossier n'a pu être documenté. Le responsable de la pharmacovigilance ne peut donc répondre.

Il est, pour le moins, surprenant de constater que la personne à l'origine d'un tel signalement refuse ensuite d'aller jusqu'au bout de sa démarche de recherche de transparence. Car, la finalité ultime de ce type de signalement est de corriger les dysfonctionnements et de remédier à la situation qui a favorisé une éventuelle erreur humaine.

Finalement, par cette fiche d'incident, l'auteur aurait-il uniquement cherché à nuire à la jeune femme arrivée depuis peu à l'hôpital ? Ce signalement est survenu quelques temps seulement avant la décision visant à titulariser cette jeune femme.

Dès le départ des experts de la haute autorité de santé (HAS), la sécheresse reprend. Les fiches d'incidents sont à nouveau bloquées.

Ces obstacles sont donc historiques.

Comme déjà indiqué, ils ont été initiés dès 2008.

Des freins historiques entravant le fonctionnement normal de la pharmacovigilance

En 2008 et 2009, brutalement, je ne reçois plus lesdites fiches de signalement des effets indésirables que les services de soins adressent à la direction. Des effets indésirables qui se seraient produits lors des mauvaises utilisations des médicaments.

Cette sécheresse m'interpelle et me conduit à interroger la direction dès le mois d'août 2008.

Un mois plus tard, celle-ci me « *confirme ne pas avoir été destinataire de signalements d'incidents relatifs à des effets indésirables médicamenteux en 2008* ».

Et cette ambiance aride se poursuit en 2009.

Étonnant.

Deux années plus tard, en mars 2010, je reçois le *« flash info »*, le journal interne mensuel établi par la direction. Et qu'est-ce que je lis ?

En parcourant ce *« flash info »*, je découvre que des *« erreurs dans l'administration »* des médicaments ont bien été déclarées à la direction durant ces années 2008 et 2009.

Pourquoi donc m'avoir caché ces incidents ?

Mais, ce n'est pas tout.

D'autres obstacles sont constatés par des autorités *ad hoc*.

Obstacles à la sécurisation du circuit du médicament : constats des autorités *ad hoc*

En 2008, l'inspection régionale de la pharmacie, elle aussi, établit un rapport qui montre que pas moins de vingt questions posées sont restées sans réponses.

Ces questions sont donc « *maintenues, du fait de réponses non satisfaisantes* », indique ce rapport.

Cette inspection est diligentée suite à mon alerte, datée de 2007, adressée au Procureur Général.

En 2011, lors de la troisième visite de certification de l'hôpital par la haute autorité de santé (HAS), six experts confirment les obstacles portant atteinte à la sécurité des soins médicamenteux. Selon eux, cette sécurisation « *rencontre des freins de certains professionnels dans sa mise en œuvre* ».

Tout est dit.

En 2014, cette fois, en réponse aux questions posées par la chambre régionale des comptes, c'est la direction de l'hôpital, elle-même, qui finit par désigner un « *chef de service »* comme responsable des *« fortes résistances »*.

Douze ans après son rapport de 2002, la chambre régionale des comptes vient donc pointer les mêmes manquements dans un nouveau rapport : *« Il avait été observé une absence de dispensation nominative des médicaments et une gestion des stocks lacunaire (…) De fortes résistances (…) n'ont, semble-t-il, pas permis de mettre en œuvre ce plan d'action (…) »*.

Dès 2002, et avant mon arrivée dans l'établissement, la chambre régionale des comptes relève : *« Le décalage entre réglementation et pratique doit être relevé… Cette règle n'est pas respectée… les lacunes du système… présence d'articles périmés parmi les dix inventoriés… Les périmés ne font l'objet d'aucun suivi particulier… »* Je n'ai pris connaissance de ce rapport qu'en juillet 2007.

…

D'autres exemples sont disponibles.

Pour empêcher le responsable de la pharmacovigilance et de la coordination des vigilances sanitaires d'accéder à d'éventuels effets indésirables graves présumés liés aux médicaments, l'ancienne direction avait préféré laisser vacant le poste du *« coordonnateur de la gestion des risques associés aux soins »* malgré l'intervention de la commission médicale d'établissement.

Pourquoi le poste du « *coordonnateur de la gestion des risques associés aux soins* » est resté vacant ? Malgré les compétences disponibles…

« *Le représentant légal de l'établissement de santé désigne, en concertation avec le président de la commission médicale d'établissement…, un coordonnateur de la gestion des risques associés aux soins afin de veiller à ce que les missions mentionnées aux 1° à 5° de l'article R.6111-2 puissent être remplies.* »

(Article R.6111-4 du code de la santé publique)

(Décret n°2010-1408 du 12 novembre 2010 relatif à la lutte contre les événements indésirables associés aux soins dans les établissements de santé (Journal officiel de la République Française du 16 novembre 2010))

Le 9 février 2012

Plus d'un an après la publication de ce texte réglementaire, le point relatif à la désignation de ce « *coordonnateur de la gestion des risques associés aux soins* » est enfin inscrit à l'ordre du jour d'une séance de la commission médicale d'établissement (CME). Lors de cette séance, les membres de cette CME relèvent dans le procès-verbal :

« *Les membres du bureau de la CME rappellent l'importance de ce poste. Il nécessite qu'un médecin possède une technicité particulière et soit disponible. Ce poste a été proposé à un réanimateur. Celui-ci l'a décliné au vu de l'importance de cette mission. Les membres du bureau proposent la désignation de M. le Dr UMLIL. Il possède la technicité requise et le temps pour pouvoir assurer ces missions. Il serait prêt à assumer ce poste et s'engage sur un travail en concertation avec le bureau de la CME.* »

Mais, le directeur refuse de me nommer à ce poste malgré la proposition de cette instance. Il « *informe les membres de la commission qu'il ne nominera pas M. le Dr UMLIL à cette fonction.* »

Pourtant, ma nomination par ce même directeur à la fonction de « *coordonnateur* », cette fois, des « *vigilances sanitaires* », a permis à l'hôpital notamment de récolter une cotation « A », soit le maximum de points, suite aux travaux conduits dans le cadre de cette fonction. La réserve, initialement émise par la haute autorité de santé (HAS) sur ce point, est en effet levée six mois après ma nomination dans cette fonction fin novembre 2007. Cette cotation « A » est confirmée lors de la troisième visite de certification réalisée en juin 2011 par la haute autorité de santé.

Ma nomination à ce poste de « *coordonnateur de la gestion des risques associés aux soins* » aurait contraint la direction à me transmettre notamment les « *plaintes et réclamations des usagers* » comme l'exige ce même article R.6111-4 du code de la santé publique :

« *Ce coordonnateur (…) a accès aux données et aux informations, notamment les plaintes et réclamations des usagers, nécessaires à l'exercice (…)* » de cette fonction.

La direction préfère laisser ce poste vacant plutôt que de me nommer à cette fonction. Et tant pis pour « *les missions mentionnées aux 1° à 5° de l'article R.6111-2* » sur lesquelles ce coordonnateur devrait « *veiller* ». Ces missions sont listées dans le cadre d'une organisation qui vise :

« *1° à mettre en œuvre des actions de formation des personnels et des actions de communication en direction des personnels et des usagers permettant de développer la culture de sécurité dans l'établissement ;*

2° à disposer d'une expertise relative à la méthodologie de gestion des risques associés aux soins, en particulier l'analyse des événements indésirables ;

3° à permettre à la commission médicale d'établissement (…) de disposer des éléments nécessaires pour proposer le programme d'actions mentionné aux articles L.6144-1 et L.6161-2, assorti d'indicateurs de suivi, en vue de lutter contre les événements indésirables associés aux soins ;

4° à permettre à la commission médicale d'établissement (…) de disposer des éléments nécessaires à l'élaboration d'un bilan annuel des actions mises en œuvre ;

5° à assurer la cohérence de l'action des personnels qui participent à la lutte contre les événements indésirables associés aux soins. »

…

Et gare à celle ou à celui qui ose alerter le responsable de la pharmacovigilance et de la coordination des vigilances sanitaires notamment.

Une convocation et un courrier dans le dossier administratif d'une cadre de santé ayant alerté

8 juin 2011

Pour avoir alerté notamment le responsable de la pharmacovigilance et de la coordination des vigilances sanitaires, une cadre de santé est convoquée par la direction. Durant l'entretien, elle aurait subi un interrogatoire serré sur cette saisine comme le montre un document rédigé par cette cadre de santé :

« Mme (…) me questionne alors sur l'adressage à Mr UMLIL. (…). J'exprime que je l'ai contacté en tant que responsable Pharmacovigilance, parce que les patients courent un danger potentiel (…) Mr (…) [le directeur] m'a dit que mon courrier ressemblait à de la prose syndicaliste, lorsque je disais que les conditions de travail des acteurs en (…) étaient en périls. Il m'a dit qu'à la lecture de l'adressage de mon courrier, il avait voulu m'appeler afin de me suspendre de mes fonctions. (…). Mme (…) m'a dit que j'avais des valeurs trop haut élevées et que c'est probablement ce qui m'avait fait réagir ainsi (…) Elle m'a reproché de ne pas lui *avoir dit que je voulais adresser cette lettre au CHSCT et à Mr UMLIL, avant de le faire (...) La conclusion effectuée par Mr (...) [le directeur] est de dire (...) Les sanctions seront : une lettre dans mon dossier administratif et qu'il réfléchit à une sanction disciplinaire en fonction de la tournure que prendront les événements. »*

...

Ensuite, cette cadre de santé reçoit un courrier de la direction ; courrier dont une copie se retrouve dans le dossier administratif de cette cadre : une sanction.

Ce courrier indique :

« *Madame,*
Je vous ai rencontrée le mardi 7 juin 2011 en présence de Madame (...) coordonnatrice générale des soins, suite à l'envoi de votre mail du 27 mai 2011 à mon intention, ainsi qu'à celle des organisations syndicales de l'établissement et du responsable de la pharmacovigilance.
Vous faites état dans ce message électronique d'une analyse très personnelle sur la mise en place du logiciel (...) sur la sécurité de prise en charge des patients qui sera compromise et sur la dégradation des conditions de travail qui en résulterait pour les équipes médicales et

paramédicales. Je n'ai perçu aucune modération dans vos propos, ni dans les accusations non prouvées que vous portez à l'égard de votre chef de service, Monsieur le Docteur (...) face au respect de la législation. Contrairement à vos allégations d'une certaine précipitation dans la rédaction, j'ai trouvé votre message très construit et largement documenté.

Ni la Direction des soins en sa qualité de supérieur hiérarchique direct, ni le chef de pôle et le chef de service de (...) en leur qualité d'autorité fonctionnelle n'ont été destinataires de votre message électronique, alors qu'ils étaient expressément cités ou visés.

L'introduction du logiciel (...) en service de (...) ne date que de quelques semaines. Elle modifie, comme dans les autres services concernés, les pratiques professionnelles, notamment dans le domaine de la prescription. Les responsables de l'établissement mesurent bien les difficultés rencontrées, d'où la mise en place d'un dispositif d'accompagnement important. Des discussions sont en cours avec la société éditrice du logiciel afin d'apporter des solutions conformes à la réglementation.

Manifestement, votre attitude en qualité de cadre de santé a été en la circonstance inappropriée, maladroite et de nature à créer des tensions. Elle constitue en cela une faute professionnelle.

Le travail de collaboration que le cadre de santé doit développer avec le chef de service et le chef de pôle repose sur une relation de confiance authentique. Il en est de même auprès de la Direction des soins.

Je compte sur votre professionnalisme et sur une attitude plus constructive à l'avenir.

Je vous prie de croire, Madame, en l'assurance de mes sentiments distingués.

Le directeur

Copies transmises à :
Madame (…) coordonnatrice générale des soins
Monsieur le Docteur (…) chef de pôle
Monsieur le Docteur (…) chef de service
Dossier administratif. »

…

Quelques mois plus tard, plusieurs médecins, tout comme cette cadre de santé, quittent ce service et l'hôpital. Quant aux patients…

Un système « *Qualité* » conforme invite pourtant les professionnels à signaler toute erreur et tout dysfonctionnement dans un but d'amélioration des pratiques.

Or, d'autres exemples montrent que les personnes qui alertent sont celles qui deviennent une cible.

...

Les bilans d'activité de pharmacovigilance et de la coordination des vigilances sanitaires sont aussi occultés.

Des bilans occultés au niveau du rapport d'activité de l'hôpital

22 juin 2011

En découvrant le rapport d'activité 2009 de l'hôpital, je cherche en vain les bilans correspondant à l'activité de pharmacovigilance d'une part, et à celle de la coordination des vigilances sanitaires d'autre part.

Je n'arrive pas à les localiser dans ce rapport 2009 qui sera adressé aux autorités de tutelle. Je les ai pourtant adressés à la direction après les avoir soigneusement préparés, rédigés, fait validés par les instances requises. Je fais tout moi-même ; je n'ai pas de secrétariat ; sans doute un cas unique à l'hôpital de Cholet.

Cette omission déclenche l'intervention des représentants du personnel au comité d'hygiène, de sécurité et des conditions de travail (CHSCT). Le 2 juillet 2010, ils écrivent à la direction :

« *Je vous fais par à nouveau de notre étonnement de ne pas voir figurer dans le rapport d'activité 2009, des bilans aussi importants que ceux de la pharmacovigilance et des vigilances sanitaires.* »

Plusieurs autres extraordinaires écrits sont enregistrés.

Ils attestent du traitement qui m'a été réservé.

Des écrits extraordinaires : constats, témoignages, attestations…

Le traitement qui m'a été réservé

Dans cet hôpital public, les obstacles sont tels que des écrits, qui n'auraient en principe jamais vu le jour, sont enregistrés. De nombreux exemples sont disponibles. En voici quelques-uns. Il suffit de lire ces extraits, non exhaustifs.

24 novembre 2006

« *Conflit avec la hiérarchie et l'institution portant sur des valeurs éthiques.* »
Fiche de signalement de maladie à caractère professionnel
Médecin inspecteur régional du travail

11 décembre 2006

« *Du côté travail, alors même qu'il est certain que son caractère rigoureux, les valeurs d'honnêteté et de droiture sur lesquelles Monsieur UMLIL est construit, l'ont amené à se trouver en décalage au niveau des exigences dans le travail par rapport à l'institution et le chef de service.* »
Médecin inspecteur régional du travail

26 février 2007

« *Monsieur le directeur,*

Suite à la réunion extraordinaire du CHSCT [comité d'hygiène, de sécurité et des conditions de travail] de votre établissement le 14/02/2007, à ma demande, nous avons eu un entretien, en présence du médecin du travail le Dr (…), concernant M. Amine UMLIL. (…) Si j'ai demandé à vous rencontrer c'est que je tenais à vous informer personnellement de la gravité de la situation dans laquelle se trouve plongé M. UMLIL, pharmacien praticien hospitalier de votre établissement, situation dont tout laisse à penser, selon les critères d'analyse reconnus en pathologie professionnelle, qu'elle résulte d'éléments en lien avec l'organisation du travail et les relations interpersonnelles en particulier au sein du service où il a exercé son activité de travail jusqu'à son arrêt (…) Ma démarche visait à vous alerter sur le risque qu'il y aurait à laisser perdurer la situation actuelle. Le risque que je vous ai exprimé comme étant majeur concerne, en particulier, la santé psychique et physique de M. UMLIL. La décompensation psychopathologique actuelle de son état de santé est, selon mon expérience et les faits rapportés par l'intéressé lors de la consultation de pathologie professionnelle que j'ai effectuée le

24/11/2006, la conséquence de ce qui est arrivé dans son travail. Or, depuis cette date aucune issue professionnelle ne s'est dégagée et M. UMLIL a été contraint de prendre un conseil juridique en espérant faire évoluer son dossier. Je vous ai rappelé que votre fonction de directeur vous donnait la responsabilité de préserver la santé physique et mentale de vos agents pour tout ce qui a un rapport avec le travail. Or, l'absence de décision dans un tel dossier, avec pour seule perspective un éventuel départ de M. UMLIL ou un retour à la situation antérieure, ne peut qu'aboutir à une dégradation alarmante de son état de santé déjà altéré, sans compter les éventuelles suites judiciaires que l'intéressé semblerait prêt à mener si aucune issue acceptable ne lui était proposée dans le travail. (...) C'est pourquoi j'ai particulièrement insisté auprès de vous pour que vous considériez l'urgence de la situation et que vous preniez vous-même toute disposition pour permettre à M. UMLIL de réintégrer rapidement votre établissement dans son statut et dans ses fonctions, lui permettant de déployer toutes les compétences et les capacités de production dont il a déjà fait preuve, ceci dans l'intérêt général de l'établissement autant que celui de la pharmacie. (...). »

Médecin inspecteur régional du travail

1ᵉʳ mars 2007

« *La commission médicale d'établissement réunie en formation restreinte demande à Monsieur le Directeur de mettre tout en œuvre pour permettre à Monsieur Amine UMLIL d'exercer sa fonction de pharmacien au sein du centre hospitalier de Cholet, dans le respect de la réglementation en vigueur, des règles de métier de sa profession et des connaissances acquises de celle-ci.* »

Procès-verbal de la commission médicale d'établissement

14 juin 2007

« *En clair, Monsieur UMLIL (…) esquive ainsi ses responsabilités derrière un recours permanent et paralysant aux textes officiels et aux recommandations.* »

Un chef de service depuis environ 30 ans et la direction

Mais comme l'a rappelé un Professeur à l'Université Paris-Sud-11, membre du Conseil national de l'Ordre des pharmaciens, à propos de « *La responsabilité pénale du pharmacien* » :

« « *Souvent je m'éprouve moi-même lorsque je pense à ma responsabilité !* » Ainsi s'exclame le pharmacien Homais dans la plus célèbre des œuvres de Gustave Flaubert, Madame Bovary. »

9 juillet 2007

« Je soussigné Docteur (...), psychiatre des hôpitaux, praticien hospitalier au centre hospitalier de Cholet depuis 1980, ancien président de sa commission médicale d'établissement, atteste en ce qui concerne mon collègue, Monsieur Amine UMLIL, pharmacien des hôpitaux,

1. Celui-ci apporte au centre hospitalier de Cholet un potentiel de connaissances, de compétences, d'exigences, nouvelles et de nature à constituer une contribution extrêmement positive au fonctionnement de l'hôpital ; il y a lieu de relever en particulier :

– des connaissances scientifiques et méthodologiques, rares, une aptitude concrète à l'évaluation des produits et des procédures pharmaceutiques conformes aux exigences actuelles de la science, et surtout : indépendantes des actions commerciales des firmes pharmaceutiques ;

– une connaissance précise, détaillée, actuelle de la réglementation relative à l'exercice de sa profession et, ce qui est encore plus important, un rapport positif à la loi et aux règlements ;

– *une référence constante aux règles de métier de sa profession, en entendant par là non pas seulement les us-et-coutumes et les habitudes de celle-ci mais les normes constitutives de l'excellence, d'où, chez mon collègue, un rapport spontanément sincère et sérieux, mais méthodique, aux procédures des démarches qualité ;*

– une mise en œuvre effective, chaque fois qu'il n'y a pas été mis obstacle, de ces compétences en termes de performance, en particulier au service des patients grâce à sa disponibilité efficace et rapide auprès des médecins cliniciens, grâce à la qualité et à l'actualité de son information (et de la diffusion de cette information) relative aux risques liés à la pharmacothérapie fondée scientifiquement et non simple relais des messages commerciaux des firmes pharmaceutiques ;

– un respect de principe, sans doute excessif parce que systématique, pour ses aînés et pour les détenteurs de l'autorité, de nature à lui rendre totalement inintelligible que ceux-ci ne s'illustrent pas par leur exemplarité en termes relationnels, professionnels, déontologiques et éthiques.

2. S'agissant de sa situation au sein de la pharmacie de l'établissement et des « difficultés » qu'il y rencontre, j'atteste que le récit qu'il a bien voulu m'en faire en s'adressant à moi en tant qu'ancien président de la commission médicale d'établissement, susceptible croyait-il de lui expliquer l'inexplicable de la situation qui lui était faite depuis qu'il était devenu praticien hospitalier, et par conséquent l'égal, le pair, de ses collègues ; récit que j'ai entendu aussi avec mon oreille de diplômé de Victimologie, de praticien de la Psycho-traumatologie du Travail,

— présente tous les critères intrinsèques de crédibilité souhaitables,

— est parfaitement conforme à mon expérience (en tant que praticien hospitalier au centre hospitalier de Cholet depuis 1980, en tant qu'ancien président de sa commission médicale d'établissement, en tant que membre de sa commission du médicament) des relations avec Monsieur (...), chef de service en titre,

— est systématiquement corroboré par les documents écrits et indépendants, réglementaires en tout premier lieu.

J'atteste par ailleurs avoir suivi avec beaucoup de souci l'effet sur la santé au travail de mon collègue, Monsieur Amine UMLIL, de la situation qui lui y faite, effets en tous points identiques à ceux que je traite chez les victimes de harcèlement moral qui me sont confiés par leur médecin du Travail.

Il y a lieu de signaler parmi ces effets la désorientation que cause chez mon collègue la désillusion de ne pas trouver à la hauteur de son respect de principe les personnes qui devraient incarner ses idéaux professionnels. (…) le déni des faits les mieux établis ainsi que des propos secondairement désavoués, avec les argumentations paralogiques, avec les renversements d'imputation, avec la disqualification des travaux qui lui étaient demandés au profit de travaux de moindre qualité, etc. ce dont j'ai été le témoin direct à l'occasion des réunions de la commission du médicament. »

4 juillet 2007 puis le 8 août 2007

« Certes, le CHSCT [comité d'hygiène, de sécurité et des conditions de travail] a pu constater que le bureau où se trouve Monsieur Le pharmacien UMLIL est de petite dimension (…), mais le CHSCT a aussi constaté l'exiguïté de la salle de réception des marchandises (…) et du local des étudiants en pharmacie. »
Direction du centre hospitalier de Cholet

18 septembre 2007

« J'aurais dû normalement pouvoir participer à la rencontre des experts-visiteurs [de la haute autorité de santé] avec le président et les membres de (…) [ladite commission du médicament] (...). Mais à la réflexion, compte-tenu :

1. du rapport à la vérité profondément perturbé, tant sur le plan intellectuel que sur le plan émotionnel, de tel et/ou telle de ses membres,

2. de mon souhait de ne pas me faire complice, par ma présence & mon silence, de l'énoncé - qui n'est que trop prévisible – de contre-vérités,

3. qu'il ne s'agit en aucun cas, dans l'intérêt de l'établissement, d'essayer dans ce cadre de corriger ces distorsions (qu'il revient éventuellement à l'expertise des experts-visiteurs de dépister),

Je fais le choix de m'abstenir. (...) Il ne s'agit en aucun cas de ma part d'un renoncement à contribuer à la restauration de démarches plus saines et (...) plus conformes à la réglementation. »

Médecin psychiatre

5 octobre 2007

« (...) en effet, vos présences le samedi matin n'ont pas à être supprimées des tableaux de service de la pharmacie. Cependant (...). »

Direction du centre hospitalier de Cholet

27 novembre 2007

« Mr [le chef de service] (…) précise que le « responsable de toutes les difficultés » de Mr UMLIL était en fait non pas son chef de service mais le service qualité et la direction. Monsieur UMLIL a toute sa place comme pharmacien au centre hospitalier de Cholet. »

Un chef de service depuis environ 30 ans devant l'Ordre national des pharmaciens

4 décembre 2007

Un agent de sécurité, un vigile, se présente dans mon bureau, à la demande du chef de service, et me retire les clefs de la pharmacie. Je n'ai plus accès à ce service dans lequel j'ai été nommé par décision ministérielle.

Je suis devenu « *un pharmacien sans pharmacie* ».

Janvier 2008

Mon bulletin de paie de janvier 2008 indique : « *Affectation : psychiatrie* » ! Alors que je ne suis pas psychiatre (mais pharmacien).

Ils ne savaient plus où me mettre.

2 octobre 2008

« *Bonjour, nous avons reçu, ce jour, 2*

tampons à votre nom, toutefois, nous ne savons pas où vous les adresser. Voulez-vous passer les chercher au magasin général, ou désirez-vous que nous vous les adressions, auquel cas, précisez-nous le lieu de livraison. Merci. Le Magasin Général. »

Comme jeté dans les oubliettes.

6 octobre 2008

« (...) Monsieur UMLIL est actuellement en difficultés pour exercer de façon sereine dans notre établissement. Il me semble que la majeure partie de ces difficultés, après plusieurs années d'observation, soit en rapport avec une discrimination liée à ses origines marocaines. »

Médecin praticien hospitalier, chef de service, responsable de pôle, membre du bureau de la commission médicale d'établissement

22 décembre 2008 : un rat dans mon bureau

« Suite à l'intervention non prévue d'un rat dans le bureau de Monsieur UMLIL, il convient de prévoir un nettoyage de ce bureau, notamment au niveau d'un appui de fenêtre, et aussi au niveau du bureau. Il demande, en outre, à changer la souris (celle de l'ordinateur) et à vérifier la partie informatique. Je demande, via asset+ [un logiciel interne] à changer le cordon

du téléphone, car il a été coupé par ledit rat. Monsieur UMLIL est actuellement en vacances. »
Un directeur adjoint

Un policier, venu avec deux autres collègues sur les lieux, me glisse notamment : « *En tout cas, le rat vous a niqué la souris* » de l'ordinateur. Il ajoute : « *Ce rat a l'air d'avoir bien aimé votre place et votre blouse* ».

29 décembre 2008

« Ce jour, en date du 29 décembre 2008, Madame (...) et Monsieur (...), membre du CHSCT [comité d'hygiène, de sécurité et des conditions de travail] ont été sollicités par le docteur UMLIL, au titre du CHSCT, pour constater que les dégâts occasionnés par un rongeur en date du 21 décembre 2008 n'ont toujours pas fait l'objet d'un nettoyage et d'une désinfection des lieux. Nous avons constaté : des déjections sur le sol ainsi que l'essuie main ; des traces sur le rebord de la fenêtre ainsi que sur la blouse du docteur UMLIL ; que la molette de la souris de l'ordinateur a été grignotée. »

31 décembre 2008

« En date du 31/12/2008, Mesdames (...) et (...) ont constaté que la ligne téléphonique *[tonalité] du bureau de Monsieur UMLIL Amine situé au rez-de-chaussée du secteur 9 de psychiatrie, était hors d'usage. »*

CHSCT (comité d'hygiène, de sécurité et des conditions de travail)

4 juin 2009

« Je vous indique que j'oppose un refus à votre demande [de protection fonctionnelle] (…) vous n'exposez pas en quoi constitueraient ces « agissements » et n'apportez aucun élément précis à l'appui de vos propos (…). »

Directeur du centre hospitalier de Cholet

5 octobre 2009 : je suis sollicité par le comité d'hygiène, de sécurité et des conditions de travail (CHSCT)

« (…) conditions matérielles dans lesquelles les personnels infirmiers sont contraints d'exercer leur activité professionnelle au risque de faire des erreurs mettant les patients en danger et d'engager leur responsabilité juridique. Cette situation de travail dangereuse se situe dans le local de préparation des médicaments et des injections. (…) Cette situation sera consignée dans le registre des dangers graves et imminents. »

16 septembre 2010

Les membres du comité d'hygiène, de sécurité et des conditions de travail (CHSCT) de l'hôpital écrivent au directeur. Ils lui expriment leur souhait de vouloir aborder, lors du prochain CHSCT prévu le 30 septembre 2010, un sujet sur les risques d'erreur dans l'administration des médicaments. Ils lui réclament donc ma présence lors de cette future séance :

« La présence de M. UMLIL, responsable de la coordination des vigilances sanitaires, est nécessaire. C'est pour cela que nous l'invitons en tant que personne qualifiée. »

12 novembre 2010 : un médecin légiste...

« Des éléments ci-dessus rapportés, de l'étude des documents présentés et notre examen clinique, (...), nous pouvons conclure que l'état actuel psychologique de Monsieur UMLIL [sans antériorité psychiatrique] est en relation directe et certaine, sur le plan médico-légal, avec le conflit professionnel ci-dessus repris. Il est certain que l'amélioration de l'état de santé de Monsieur UMLIL passera immanquablement vers une reconnaissance des causes à l'origine de son état de santé actuellement toujours très

préoccupant. »

Médecin légiste, expert près la Cour d'appel, diplômé de réparation juridique du dommage corporel, chef de service de santé au travail, etc.

25 novembre 2010

« Les représentants (...) n'ont fait ici qu'un résumé succinct des conditions de travail difficile que vit Monsieur le pharmacien UMLIL depuis trop longtemps dans l'établissement (...) Nous affirmons qu'au vu des pièces que nous avons consultées ou en notre possession, il y a bien eu une mise à l'écart de Monsieur le pharmacien UMLIL (...). Les représentants du personnel (...) demandent si d'autres mises en cause du CHSCT ont été effectuées (...) A l'avenir, nous exigeons que des agissements tels que celui-ci ne se reproduisent pas. (...) Nous demandons également une étude du poste de Mr UMLIL et une évaluation de ces conditions de vie au travail. »

CHSCT (comité d'hygiène, de sécurité et des conditions de travail)

26 novembre 2010

« A propos de son éviction du service pharmacie, Amine UMLIL mène un combat judiciaire qui est toujours en cours, à propos duquel je ne peux donc me prononcer et dont il *ne manquera pas de nous tenir au courant. Sans attendre les résultats de ces procédures, nul n'ignore qu'il s'agit pour le moins d'un cas de souffrance au travail à propos duquel il nous reproche de ne pas nous avoir été assez attentifs : dont acte. Et on ne peut lui reprocher de ne pas nous avoir tenus au courant. Je souhaite que toutes ses démarches pourront conduire à la réhabilitation du soldat Amine ! »*

Médecin praticien hospitalier, chef de service, responsable de pôle, membre du bureau de la commission médicale d'établissement

1er décembre 2010

« (...) harcèlement moral (...) En conséquence, et compte tenu des différentes informations remontées au cours du CHSCT [comité d'hygiène, de sécurité et des conditions de travail] du 25 novembre 2010, il m'apparaît tout à fait opportun et indispensable qu'un travail s'engage au sein de cette instance représentative du personnel sur les troubles psycho-sociaux et la souffrance au travail dans votre établissement (...). »

Un deuxième inspecteur du travail

4 janvier 2011

« (...) La situation de mise à l'écart de Monsieur le pharmacien UMLIL. Le danger : « Ces

agissements répétitifs portent atteinte à sa dignité, altère sa santé et compromettent son avenir professionnel notamment. »
REGISTRE DES DANGERS GRAVES ET IMMINENTS
CHSCT (comité d'hygiène, de sécurité et des conditions de travail)

Le CHSCT vient ainsi livrer la définition juridique du harcèlement moral.

31 janvier 2011

« *Les représentants (…) dénoncent la mise à l'écart d'un pharmacien (le Dr UMLIL), situation dénoncée à plusieurs reprises (…).* »
<u>Seconde inscription dans le REGISTRE DES DANGERS GRAVES ET IMMINENTS</u>
CHSCT (comité d'hygiène, de sécurité et des conditions de travail)

2 avril 2013

N'étant toujours pas localisable dans l'hôpital, un troisième inspecteur du travail me donne rendez-vous sur le « *parking* » de l'hôpital.

19 avril 2013

Un quatrième inspecteur du travail, m'assure : « *Nous nous rapprocherons de vous* une fois que nous aurons rencontré votre direction au sujet de vos conditions de travail. »

Depuis, je n'ai eu aucun retour.

9 juillet 2013

« Malgré tout ce qu'on dit sur Amin [Amine UMLIL] je trouve qu'il a raison dans beaucoup de ce qu'il écrit, car ce qu'il vit actuellement et depuis des années aucun de vous ne peut le supporter, et tout ça à cause d'un chef de service raciste et des instances hypocrites. Vous pouvez toujours me mettre sur votre prochaine liste !! »

Un médecin membre du conseil de surveillance (ex. conseil d'administration) et du bureau de la commission médicale d'établissement

3 octobre 2013

Je reçois cet e-mail sur la messagerie interne du centre hospitalier de Cholet : « ..., et pour un donneur d'Alerte et si tu comprends l'arabe littéraire, je te conseille de lire « Al Moutanabi », celui qui s'est déclaré prophète et justicier tu verras comment il a fini ».

Ledit « Al Moutanabi » a été tué.

4 octobre 2013 : la fille d'un patient

« *Dommage que vous n'ayez pas été écouté plus tôt car mon père serait encore en vie aujourd'hui. Il est décédé le 8 février 2013...* »

La famille d'un patient d'un autre établissement

7 octobre 2013

« *Notre collègue le Dr Amine UMLIL vient de m'informer que monsieur le directeur vient de lui supprimer sa messagerie !... A qui le tour ?...* »

Un médecin, responsable de pôle, alerte les autres médecins

11 octobre 2013

« *A qui écris-tu ??? tu sais les morts vivants ne réagissent pas !!!!! car ça les concerne pas ! car ça les touche pas !!! ils vont dire, encore, un arabe qui protège un arabe...* »

Un médecin membre du conseil de surveillance (ex. conseil d'administration)

Etc. La liste est longue.

D'autres collègues attestent :

« *Les conséquences ont été une souffrance au travail, caractérisée et justifiant d'un arrêt de* travail prolongé. Et même si la configuration institutionnelle est en cours de changement, Monsieur le Docteur Amine UMLIL, usé par ses années de résistance, reste en souffrance de ne plus pouvoir exercer son « vrai » métier d'origine et de ne pas obtenir la reconnaissance ne serait-ce que de la réalité de cette souffrance (indépendamment de la recherche en responsabilités individuelles et/ou collectives). Je réaffirme mon soutien à Monsieur le Docteur Amine UMLIL dans ses démarches de reconnaissance des nombreux préjudices subis.»

« …d'autres mises à l'écart de professionnels… » ; « Son [mon] éviction du service n'a pas résolu les problèmes humains de relation entre les autres praticiens de ce service. »

« A ce jour, les alertes de Monsieur le Docteur Amine UMLIL se sont avérées justes, les dysfonctionnements du service de la pharmacie notoirement confirmés. »

« Mise à l'écart « au placard » physique et professionnelle… mises en obstacle diverses à l'exercice de ces nouvelles missions… harcèlement moral professionnel. »

« Monsieur le Docteur Amine UMLIL… à la suite de l'exécution d'une commande institutionnelle concernant le circuit du médicament dans laquelle il pointait des dysfonctionnements du service de pharmacie… il *a été dans les faits, méthodiquement et systématiquement victime d'exclusion... on lui a signifiait qu'il n'était plus opérationnel, interdit l'accès à la pharmacie, retiré les clefs... « placardisé »... victime d'attitudes vexatoires voire discriminatoires... est officiellement responsable de deux unités fonctionnelles « fantômes »... »*

« Amine UMLIL travaille en dehors de la pharmacie... qu'il a quittée physiquement et fonctionnellement... en raison [de la] situation de harcèlement moral et de discrimination comme j'avais pu l'attester dans mon courrier du 6 octobre 2008. »

...

Etc. Oui, la liste est longue.

D'autres exemples sont disponibles.

Ils témoignent des autres reconnaissances émanant de collègues exerçant à l'intérieur et à l'extérieur de l'hôpital de Cholet.

...

Autres reconnaissances, externe et interne à l'hôpital, reçues suite à mes travaux

En interne, ces écrits m'indiquent :

– *« Bravo pour ce remarquable travail très clair. »* (le président de la commission médicale d'établissement (CME), le 14 novembre 2005, 16h03)

– *« Merci de ce rapport détaillé, qui a demandé sans aucun doute un gros travail. »* (Un médecin, le 15 novembre 2005, 08h24)

– *« Bonjour Monsieur, j'ai lu attentivement le document que vous nous avez fait parvenir. Les conclusions se rapprochent bien entendu de ce que nous savions, et c'est bien que cela puisse être objectivé. Je souhaiterais vous rencontrer pour que je vous fasse part du travail que nous avons débuté avec les cadres de santé de certains services pour qu'il n'y ait plus de recopies des prescriptions, ce qui va évidemment dans votre sens. Madame [la secrétaire] va vous contacter pour fixer une date de rencontre. Merci de bien vouloir l'honorer. »* (Directrice coordonnateur des soins, le 21 novembre 2005, 14h18)

– « *Bonjour Cher ami, à la réflexion, j'espère que tu n'as pas pris mon intervention comme critique, le problème de non-respect des normes devient récurrent. Conscient de la nécessité de respecter les recommandations, il faut faire une coordination. Ton travail d'hier était parfait. Ce que je voudrai c'est qu'on fasse la police sur le terrain. Amitiés.* » Puis, un ajout suite à un échange : « *C'est sûrement pas à toi de faire la police, mon intervention était surtout pour le directeur qui ne veut pas réactiver le travail de terrain. Je n'ai pas critiqué le travail qui encore une fois était excellent.* » (Année 2008)

Début 2009, soit plus d'un an après ma nomination comme coordonnateur des vigilances sanitaires :

– « *Bonjour Mr Umlil et merci beaucoup pour votre précieuse collaboration. Bonne journée à vous.* »

– « *Ça, c'est ce qui s'appelle du travail efficace d'équipe ; tout ce qu'à Cholet, on ne veut pas !!* »

En 2010, cette appréciation se poursuit :

– « *Bonjour Monsieur UMLIL, merci à vous pour l'outil de travail que vous mettez à notre disposition afin de nous faciliter les recherches dans notre quotidien. Cordialement.* »

De l'extérieur de l'hôpital, je reçois aussi ces petits mots émanant de praticiens exerçant en France et à l'Étranger :

– « *Sur l'établissement, nous allons auditer notre circuit du médicament en juin 2006. Je suis donc à la recherche d'un document type ou de documents me permettant d'élaborer une grille pour cette évaluation. Si vous avez déjà une expérience dans ce domaine, je serais preneuse de vos conclusions et remarques. Merci d'avance.* » (11 avril 2006, 11h58)

– « *Bonjour, moi aussi, je suis dans le même cas. Si vous avez des documents, merci de me les transmettre. Salutations confraternelles.* » (11 avril 2006, 12h22)

Alors, ce 11 avril 2006, à 12h31, c'est le directeur de la rédaction de la revue nationale avec comité de lecture *Le Pharmacien Hospitalier* qui vient répondre à ces deux collègues :

– « *Un article d'Amine UMLIL sur ce sujet est justement programmé sur le numéro de juin.*

Abonnez-vous ! Cordialement. ».

D'autres écrits arrivent :

— *« Cher Amine, bravo et merci pour ces deux articles parus dans Le Pharmacien Hospitalier. Je vois que tu travailles bien et je me réjouis de tout ceci. Je suis ravi de continuer à avoir de tes nouvelles. Avec l'assurance de mon amitié fidèle. »* (Message du 5 septembre 2006, 10h31 ; émanant de l'un de mes anciens Professeurs, médecin)

— *« Suite à la lecture du résumé de votre article, je suis intéressé par le tiré à part. Peux-tu me l'adresser ? Merci. »* (12 septembre 2006, 13h19)

— *« Merci pour ces documents et félicitations pour ces travaux remarquables ; nous pourrons notamment nous inspirer de ta grille de recueil pour l'état des lieux de notre circuit. »* (14 septembre 2006, 16h26)

— *« Cher M. Umlil, afin de pouvoir fournir à l'un de nos pharmaciens des articles pertinents sur la pharmacovigilance, nous aimerions recevoir une copie de votre article intitulé (…) D'avance merci et bonne journée. »* (18 septembre 2006)

— « *Cher confrère, suite à notre entretien de ce jour, je souhaiterais un tiré à part de ton article sur la pharmacovigilance parue dans (…) Je te remercie pour ton aide. Confraternellement.* » (11 octobre 2006)

— « *Bonjour, je suis pharmacien au centre hospitalier de (…), merci pour votre article (concernant le circuit du médicament), que j'ai lu depuis un petit moment déjà. Nous avons décidé de mettre en place le même audit que le vôtre, j'utilise donc votre grille. L'objet de mon message est une interrogation par rapport au traitement des données recueillies lors de l'audit. Avez-vous travaillé avec un logiciel particulier ou bien sur le logiciel Excel. Merci pour votre réponse.* » (30 octobre 2006, 09h29)

Plusieurs années plus tard, alors que le dossier m'a été retiré avec brutalité, je continue de recevoir des demandes de l'extérieur comme le montre cet autre exemple :

— « *Bonjour, je suis pharmacien au centre hospitalier de (…), je fais référence à un article que vous avez publié dans (…) concernant une méthodologie pour la réalisation de l'état des lieux du circuit du médicament. Je voudrais utiliser le tableau que vous avez fait à cette fin. Il n'est pas imprimable dans sa version de l'article.*

Pourriez-vous me le faire parvenir, ou m'en faire parvenir une version imprimable ? Je vous en remercie par avance. Cordialement. » (1ᵉʳ octobre 2009, 11h39)

…

D'autres collègues, médecins et non médecins, sont en souffrance. Ils ont choisi **le départ** de l'hôpital. **Leurs** nombreux témoignages écrits, eux aussi, sont disponibles.

L'état du centre hospitalier : constats, témoignages, pétitions, motions, lettres ouvertes…

Lorsqu'on rêve tout seul, ce n'est qu'un rêve, alors que, lorsqu'on rêve à plusieurs, c'est déjà une réalité. L'utopie partagée, c'est le ressort de l'Histoire. »
Elder Camara

Le président du conseil d'administration (CA), actuellement conseil de surveillance, le maire de la ville et député, avait éprouvé le besoin de discuter directement avec les nombreux médecins qui ont quitté le centre hospitalier (CH). Mais, quelles mesures correctives et préventives a-t-il jugé utile de mettre en place pour stopper cette « *hémorragie* » chronique des praticiens ?

Mars 2007 : Constat du CHSCT (comité d'hygiène, de sécurité et des conditions de travail) de l'hôpital

« *Le directeur s'assoit sur les conditions de travail des personnels !!!!*

Les représentants du personnel au CHSCT (...) quittent la séance ordinaire du mardi 13 mars 2007 !!

Monsieur le directeur, président du CHSCT remet en cause :

– les orientations prises par le CHSCT extraordinaire sur la souffrance au travail en psychiatrie 8.

– le nombre de points à l'ordre du jour des CHSCT.

Par manque de volonté du directeur pour résoudre les problèmes, des points à l'ordre du jour n'ont pas été abordés.

Nous sommes garants de vos conditions de travail et de votre sécurité, si nous ne sommes pas écoutés à quoi sert de siéger ?

De qui se moque t'on ? !... »

2 mars 2009

« Objet : départ
Bonjour Chers amis,
Je viens d'apprendre la démission (ou futurs démissions) de nos neurologues, internistes, gériatre. Cela devient inquiétant !!! alors que nous étions sur une bonne dynamique d'embauche dans l'établissement. Peut être pourrions nous nous réunir pour en parler ? Merci de vos suggestions.

(...) »

10 avril 2009

« Bonsoir,

Suite au mail qui vous a été envoyé annonçant mon départ pour le 10 avril, je souhaitais ajouter un petit mot afin d'expliquer que ma démission n'est pas motivée uniquement par des raisons personnelles.

J'ai rencontré depuis un an et demi des difficultés importantes dans l'exercice de ma mission peut être mal expliquée, mal comprise. Je me suis heurtée à des demandes en complet décalage avec ce qui m'était possible de faire ; pour exemple : sorties rapides de patients confus +++, à domicile, voire demande de transfert en gériatrie. Que le bilan de confusion ait été fait ou non, que la confusion soit en rapport ou non avec une pathologie d'organe en lien avec celles prises en charge habituellement dans le service concerné. Bien sûr, je ne pouvais éthiquement cautionner la sortie d'un patient ayant une inversion du cycle nycthéméral, agité… La résistance était difficile et le nombre de patients transférés en (…) [gériatrie] nc s'est pas limité à un cas particulier… Ce qui peut expliquer l'allongement de la DMS [durée moyenne de séjour] en gériatrie. Bien sûr, certains services ont tout à fait « joué le jeu » et pris en charge jusqu'au bout leurs patients. Il y a eu aussi des difficultés liées aux dérives de mon exercice vers le suivi de patient (j'ai un rôle consultatif, ne peux prescrire), avec une absence de référent prescripteur : dans certains cas, je me retrouvais à demander des avis spécialisés, à négocier des examens complémentaires, à les récupérer, et il fallait en plus jongler pour qu'ils aient lieu sur mon temps de présence (60%), pour que je puisse les voir car personne d'autre pour les récupérer. Je me suis donc retrouvée dans une situation très inconfortable, avec une place difficile à prendre, mal comprise. J'espère que ces quelques lignes permettront que ma succession rencontre moins de difficultés.

Je remercie particulièrement les personnes qui m'ont apporté du soutien.

Confraternellement,

(…). »

18 avril 2009

« Bonjour,

Personnellement, je trouve que la situation médicale, en particulier en Neurologie être abordée en premier et comme sujet principal de cette CME.

Je n'ai pu assister à la pré CME et je ne sais ce qui est prévu.

Il est urgent de statuer et de trouver des solutions pour le court et le long terme, car il n'est envisageable qu'un CH comme celui de

Cholet fonctionne sans neurologues.

Ce d'autant que, d'après ce que j'ai pu comprendre, d'autres départs sont annoncés, en pneumologie et semble t il en néphrologie, avec un risque de fragilisation des équipes et de médicale à terme au CH de Cholet.

La situation ne parait assez grave pour justifier la mobilisation de tous. »

21 avril 2009

« Bonjour,

Je suis tout à fait d'accord avec (…), l'avenir de l'hôpital devient très préoccupant, et la désertification médicale sera lourde de conséquences.

Un hôpital ne peut fonctionner sans service de neurologie, et accueillir de tels patients n'est pas envisageables dans les autres services de médecines.

Il y a comme un délitement de la solidarité dans cet hôpital qu'il faut à tout prix reconstituer.

Il faut absolument soutenir et protéger les services qui se fragilisent ou vont l'être si on veut conserver nos médecins et la qualité des soins que l'on arrive encore à assurer malgré les difficultés rencontrées.

La corde est tendue mais jusqu'à quand ???

(…) »

23 avril 2009

« *Je suis tout à fait d'accord avec toi, la situation de notre service est très préoccupante et URGENTE. Cela à été signalé à la pré-CME et doit être transmis normalement au président de CME. Nous attendons donc les modifications qui s'imposent.* »

4 juin 2009

« *Je ne me suis encore jamais exprimée sur la messagerie mais je crois comme le Dr (…) qu'il est temps que l'administration prenne ses responsabilités.*

« *L'oubli* » *de publication du poste du Dr (…) est une* « *erreur* » *de l'administration : quelle sera la conséquence de cet oubli ? aucune pour eux.*

Par contre, nous risquons de perdre une jeune PH [praticien hospitalier] dynamique, motivée et appréciée de tous. Y-a-il eu au moins un coup de téléphone passé au ministère pour essayer de rattraper cette erreur ?

Je pense que cette situation dans un climat déjà morose ne contribue pas donner une image positive de l'établissement. Comment voulez-vous motiver des PH qui font leur boulot sérieusement et avec implication par des gestes comme celui-ci ?

Il est temps de réagir et de stopper l'hémorragie des départs. Les « choix personnels » sont quand même motivés par un manque de confiance de l'établissement envers ses médecins. Tous les médecins sur le départ avaient de beaux projets et une envie de travailler en milieu hospitalier.

Que s'est-il passé ?

(…). »

4 juin 2009 : pétition des médecins de l'hôpital *« Perte totale de confiance dans nos institutions »* **et** *« démission de la commission médicale d'établissement (CME) »*

« Monsieur le Directeur,

Les derniers évènements survenus au Centre Hospitalier de Cholet, les informations diffusées dans le Flashinfo et sur la messagerie du Centre Hospitalier de Cholet sont à l'origine d'une perte totale de confiance dans nos institutions. C'est pourquoi nous sommes contraints de vous présenter notre démission de la Commission Médicale d'Etablissement. »

« Bien que nous ne soyons pas membre de la Commission Médicale d'Etablissement du Centre Hospitalier de Cholet nous partageons complètement ce point de vue et nous signons ce courrier. »

9 juin 2009 : e-mail du docteur « Z », membre de la direction « médico-administrative », adressé aux médecins

« *Chers amis*

Jeudi 11 juin la CME doit siéger en séance extraordinaire pour se prononcer sur sa propre dissolution.

Cette mesure est grave, même si je n'ai personnellement aucun état d'âme sur la chute de (...) [président de cette commission médicale d'établissement (CME)] et encore moins celle de (...)[directeur de l'hôpital] n'empêche que la chute de la CME engendra automatiquement la mise hors jeu du directeur, donc une intervention directe de l'ARH (...) [agence régionale de l'hospitalisation, actuellement agence régionale de santé (ARS)] et tout ce qui s'ensuit pour la gestion de notre hôpital.

J'espère que si on doit arriver à ceci jeudi que la démarche soit bien argumentée et motivée pour la peine, ce qui donnerait plus de courage à supporter le reste. Il faut à mon avis que la crise aille jusqu'au bout pour s'en sortir avec des projets et motivations et que les choses soient dites. Pour cela il faudra que les arguments soient surtout institutionnels loin de la polémique et de l'esprit d'accusation, si des faits sont rapportés il faut qu'ils soient argumentés, nous ne pouvons pas aller à ce type de décision par les simples impressions. Les médecins partant de l'hôpital et qui semblent très actifs dans cette démarche doivent s'engager à rester à l'hôpital si les changements qu'ils demandent aboutissent sinon à quoi servirait cette démarche que de pratiquer la politique de la terre brûlée , et laisser à ceux qui restent un outil de travail déstabilisé et une ambiance délètaire qui prend la place d'une paix civile pour laquelle nous avons tous travaillé si des redimensionnement doivent se faire dans le projet d'établissement, il n'y a pas de problème à condition qu'ils repassent par les différents organes de l'hôpital un peu par respect pour ceux qu'ils les élaboré et surtout par respect de la CME où vous avez tous voté sans contrainte. Respectez notre propre engagement ne nous empêche pas de changer d'avis démocratiquement.

Ce message n'est motivé que par mon inquiétude, surtout ma crainte de l'esprit de polémique présent actuellement, mais reste confiant dans le sens des responsabilités que notre communauté médicale a su montrer dans des moments difficiles.

Avec toute mon amitié.

(…) »

Réponse d'un médecin psychiatre à ce docteur « Z » : résumé des raisons de la fuite des médecins

« Cher (…),
Puisque tu as adressé ton message à l'ensemble des médecins, je m'autorise à te répondre ainsi qu'aux personnes impliquées, les « partants » comme tu les nommes (…).

Je me sens d'ailleurs directement concernée, étant de celles et ceux qui réfléchissent actuellement, le cœur retourné, à l'éventualité de quitter le CH de Cholet pour pouvoir retrouver le plaisir et la liberté de travailler dans une ambiance sereine et selon les valeurs qui étaient celles du service public et celles de notre hôpital en particulier (l'égalité et la qualité des soins pour tous - même les patients les moins « rentables » - ; le plaisir et l'intérêt partagés du travail en équipe et de la création collective d'un « bel outil de soin » pour tout un territoire).

Je m'adresse également ici à (…) et à (…), qui sont aussi des collègues à qui j'accorde encore ma confiance parmi nos représentants médicaux actuels au bureau de la CME (« les potiches » comme dit (…) !...), au CA [conseil d'administration, actuellement conseil de surveillance] ou au Conseil exécutif [actuellement directoire] et dont j'espère - sans vouloir trop charger leurs épaules et sans me bercer d'illusions – qu'elles pourront peut-être intervenir pour tenter d'infléchir la dynamique délétère qui, ces toutes dernières années, a fini par miner dans notre établissement la confiance mutuelle nécessaire à la solidarité entre médecins, nécessaire aux coopérations dans le travail et au partenariat avec l'administration, par désagréger notre communauté médicale, par altérer notre plaisir au travail et démotiver profondément les plus impliqués.

Comme cela se dit au Self : « on a jamais connu cela ! »...

Pour avoir pris le temps d'écouter ce qu'avaient à dire les « partants », pour avoir travaillé étroitement avec eux dans nos prises en charge pluridisciplinaires, je ne peux pas laisser dire que ce sont des « médecins qui se cherchent », qui se piquent de philosophie, qui rationalisent a postériori leur décision de départ, et qui souhaiteraient se faire regretter en mettant en avant des beaux principes humanistes...

Ce sont des collègues qui savent parfaitement ce qu'ils veulent comme exercice de la médecine et comme mode des relations professionnelles... et, tout aussi clairement, ce dont ils ne veulent pas, ce qu'ils ne veulent plus ni subir ni cautionner.

Ce sont des collègues qui ne peuvent pas être suspectés d'avoir fait preuve, dans leur engagement de service public exclusif, d'intéressement aux avantages financiers d'une activité libérale ni aux bénéfices individuels d'une position de pouvoir.

Ce sont des collègues qui ont fait la preuve de leurs compétences cliniques, ont toujours eu l'exigence intellectuel d'argumenter leur démarche clinique tout comme leur position institutionnelle, sans s'offusquer qu'on leur demande sur quelles données ils s'appuient et prouvant, quand ils se sentaient écoutés, admettre leurs torts et leurs limites.

Tout le monde a ses défauts et ses qualités (Dieu sait que la liste de mes défauts est longue et que tu en as aussi quelques uns...), a sa propre personnalité (mieux vaut en avoir que pas...), mais nous ne sommes pas ici pour nous aimer les uns les autres mais pour arriver à travailler ensemble malgré nos multiples différences, selon des règles de métier qui ne peuvent pas être établies par l'administration, ni imposés par injonction hiérarchique, mais qui doivent être construites par nous-mêmes en référence à des données scientifiquement prouvées et par l'élaboration collective de notre expérience et de nos connaissances actualisées.

Or, les conditions d'un dialogue productif et honnête, les conditions de la production comme des règles du « travailler ensemble », ne sont plus réunies actuellement au Centre hospitalier *de Cholet.*

Et je crois qu'en réalité ce ne sont pas les partants « qui se cherchent », mais vous, médecins membres du Conseil exécutif (« chefs » de pôle) du CA qui avez perdu vos repères.

Vous ne mesurez manifestement pas à quel point vous vous êtes peu à peu « coupés de vos bases », à quel point l'écart se creuse avec ceux que vous êtes censés représenter en incarnant la logique des soins et l'exigence déontologique d'indépendance professionnelle.

La CME (ici, en tout cas) ne sert plus à rien comme instance de délibération et de décision. Ce n'est plus qu'une chambre d'enregistrement de décisions prises ailleurs... et qui varient dans le temps.

Il n'est plus possible d'avoir collectivement, où que ce soit, la moindre discussion sur le fond : Pas de problèmes, rien que des solutions... : les vôtres... ! (Nous aussi, « sur le terrain, on peut avoir des idées...).

Tout signalement de dysfonctionnement est manifestement considéré comme une attaque personnelle par notre « directoire » médico-administratif (non pas comme une alerte visant à éviter des risques ou à améliorer le fonctionnement) et se trouve référé systématiquement à la personnalité d'un tel ou d'un tel (le plus souvent le lanceur d'alerte lui-même...), et jamais à une défaillance organisationnelle qu'il conviendrait d'analyser ensemble pour la corriger.

Les bouc émissaires se succèdent donc... et sont invités à se soumettre ou à se démettre.

(Le vécu de répétition est vraiment impressionnant !)

Combien faudra-t-il de départs pour susciter chez vous une interrogation sur les effets du mode de management actuel et sur ses causes ?

Vous nous donnez l'impression de ne plus pouvoir rien entendre, de ne plus supporter les divergences de vue ni même le moindre questionnement sur vos décisions ou les orientations de l'établissement.

Vous nous semblez campés sur des certitudes... même si elles changent souvent, successivement ou selon les interlocuteurs (on a l'impression que rien ne tient sur la durée, que les décisions prises ne sont pas appliquées, que l'on navigue à vue...).

Vous nous semblez (pour des raisons qui nous demeurent incompréhensibles mais dont vous avez peut-être les clefs) être devenus de simples courroies de transmission de notre direction actuelle, avec zèle, au détriment de l'intérêt réel, immédiat et à long terme, de notre établissement de soins.

Je dis « nous », parce que ce que je pense et exprime ici rejoint ce que de nombreux collègues disent « en off »... dans les couloirs, au self, en ville.

Si vous avez des explications éclairant le sens de ce qui se passe depuis quelques temps dans « notre » hôpital (autres, bien sûr, que « c'est de la faute des PH [praticien hospitalier] qui ne comprennent rien et sont contre tout » et la tarte à la crème de la « résistance au changement » et des supposés troubles de la personnalité de tous ceux qui osent s'exprimer publiquement…), nous sommes sincèrement preneurs !

En te parlant ainsi ouvertement, je prends (une fois de plus…) le risque de rejoindre (si ce n'est déjà fait…) la cohorte des vilains petits canards… priés d'aller voir ailleurs si l'herbe est plus verte… « pour raisons personnelles »… mais je souhaite vraiment que tu saisisses l'occasion que nous en reparlions ensemble.

Amicalement,
(…) »

Extrait du courrier adressé par le chef de service de Neurologie à l'agence régionale de l'hospitalisation (actuellement agence régionale de santé) : démission en bloc des neurologues

« (…) Et pendant ce temps les malades souffrent. En silence. Les malades d'Alzheimer, les patients hémiplégiques et aphasiques se plaignent rarement en tout cas par écrit, leur

entourage familial quand il existe est dans la souffrance plus que dans la revendication. Un contact avec la HALDE [haute autorité de lutte contre les discriminations et pour l'égalité] m'a appris que la saisine de cet organisme est réservée aux victimes elles-mêmes…

Le fonctionnement actuel du Centre Hospitalier de Cholet basé sur le mensonge, la culture du secret, la décision arbitraire et le mépris de l'être humain (patient ou soignant) ont eu raison de mon attachement et de mon engagement pour le service public. J'ai toujours exercé dans le cadre du contrat de service public exclusif, j'en suis fière, tout comme je suis fière de la spécialité que j'ai choisie et que je vais continuer d'exercer ailleurs avec le souci premier du respect des patients et de l'honnêteté intellectuelle.

Voilà. Le rêve d'l'Hôpital Public est en train de passer.

En vous remerciant de l'attention que vous voudrez bien accorder à ce courrier, veuillez agréer Monsieur le Directeur de l'Agence Régionale de l'Hospitalisation l'expression de mes salutations les plus respectueuses.

Dr (…)
Neurologue »

10 juin 2009

« Objet : désertion de l'hôpital et CME exceptionnelle

Bonjour,

Je suis tout à fait d'accord avec ma collègue, d'autant que les nouveaux pouvoirs mis en place profitent de l'immobilité de certains de nous pour leur faire accepter d'augmenter l'activité « artificiellement » au détriment parfois de la qualité, la sécurité et le règlement en vigueur.

On n'oubliera pas de rajouter dans la liste ceux qui sont déjà partis : 4 directeurs adjoints presqu'en même temps ; le Dr (...) en Ophtalmologie et le Dr (...) en médecine du travail, etc....

Il faut en effet un mode d'action global par les médecins restants ; il semble que quelque chose soit en cours d'élaboration.

Pour moi, l'affaire est terminé après 25 ans dans cet établissement ; la corde tendue depuis mois s'est cassée.

Bonne chance.

(...) »

11 juin 2009

« Cher ami,

Merci de bien vouloir excuser mon absence à la réunion de ce soir, pour raison familiale.

Personnellement, je ne vois pas d'autre possibilité pour améliorer la situation actuelle qu'un « électrochoc » comme peut le représenter la démission de la CME. Je préfère affronter les problèmes et questions dès maintenant plutôt que d'essayer de rattraper les collègues en partance une fois leur démission déposée.

La question de la gouvernance ne concerne pas que le directeur mais également l'implication des médecins dans l'organisation de l'hôpital, les principes de fonctionnement et de communication des commissions.

Cordialement,

(...). »

25 juin 2009 : motion du CTE (comité technique d'établissement)

« Le refus de l'A.R.H. de valider l'E.P.R.D. [état prévisionnel des recettes et des dépenses] 2009 voté lors du dernier C.T.E. a conduit la direction à réécrire un nouvel E.P.R.D.. Nous dénoncions depuis plusieurs années le déficit budgétaire structurel de l'établissement qui était masqué par des « reprises sur provisions ».

Loin de penser que ce déficit est inéluctable nous souhaitons d'abord dénoncer les mesures prises en son nom, notamment :

– la facturation de la chambre particulière

– l'installation de 2 téléviseurs dans les

chambres doubles

– diminution des effectifs en soins de suite

– baisse de 10% des mensualités de remplacement

– plus généralement la pression continue pour diminuer les durées moyennes de séjour

Ces mesures prises sous l'angle de l'équilibre budgétaire oublient l'essentiel : l'hôpital public a une mission de soins !

Par ailleurs, nous ne pouvons voter ce budget en le dissociant de l'actualité au centre hospitalier.

Nous voulons parler ici des démissions de médecins qui ont et auront des conséquences sur l'offre de soins au C.H. de Cholet. En effet, l'affaiblissement voire la disparition de plusieurs spécialités primordiales en terme de santé publique et complémentaires des autres spécialités sera préjudiciable à tout notre territoire de santé et à l'établissement. De plus cette situation dangereuse, démotive les acteurs médicaux et paramédicaux, administratifs, techniques et généraux.

Nous voulons aussi parler des conditions de travail dégradées (et c'est un euphémisme) dans les services. L'intensification et la densification du travail sont pour une large part liées au mode de financement à l'acte des soins (durée de séjour écourtée avec services plus lourds à moyen en personnel constant). Ce budget prévoit une augmentation de 1,61% de la masse salariale pour le personnel paramédical très insuffisante pour faire face au besoin de soignants auprès des patients !

Nous ne pouvons voter ce budget sans nous soucier de la situation globale des hôpitaux publics. L'hôpital de Cholet étant victime lui aussi de la volonté de sous financement de la santé publique.

Nous demandons que cette motion soit lue en CME et au CA. »

26 juin 2009, e-mail du président de la commission médicale d'établissement (CME) aux médecins

« *Chers collègues,*

Ce matin, le président du CA nous a exprimé sa volonté de vouloir discuter directement avec vous des motifs de vos départs du CH de Cholet. Il a besoin de comprendre vos motivations et d'en parler avec vous. Il souhaite organiser cette réunion rapidement compte tenu des congés annuels et des départs prochains. A priori dès la semaine prochaine mais la date ne sera confirmée que ce soir tardivement ou lundi 29/06. C'est la raison pour laquelle je me permets de vous adresser ce courriel dès cet après midi. Je vous remercie, par avance, de l'attention que vous apporterez à ce courriel et vous préciserez la date et l'heure dès que je la saurai. J'adresse ce courriel également aux responsables de pôle des praticiens concernés et aux membres du bureau de la CME qui n'était pas au CA. »

4 décembre 2009 : alerte des médecins généralistes (MG) du Choletais adressée au directeur de l'hôpital

« Monsieur le directeur,
Suite à la réunion du 02 12 ayant pour Thème : Recrutement des Médecins pour le CH de Cholet en relation avec les CHU [centres hospitaliers universitaires], en présence de la Direction de l'Hôpital, des Responsables de la CME, des Pôles Médicaux du CH, Des MG du Choletais, et des Représentants de la Direction et CME du CHU d'Angers (le CHU de Nantes - indisponible – devant venir le 23 12), je vous écris, car l'Objectif Global des 3 Réunions programmées était, vous vous en souvenez :
« Après un Etat des Lieux, Projets de Recrutement et Propositions pour stabiliser les Equipes Médicales et Rendre Attractif l'Exercice Médical de l'Etablissement ».
Cette réunion avec le CHU a seulement permis de créer un « constat » pour étudier : « les Modalités de postes de PH [praticien hospitalier] en Temps Partagés entre CHU et CH »,

Seuls les disciplines où il n'y a pas assez de Postes au CHU seront partagés ;

Cela ne répondra en aucune façon aux Besoins Réels du CH de Cholet : Neuro, Pneumo, Néphro, Gériatrie, Chirurgie...

Avancée certes, mais totalement insuffisante par rapport aux besoins immédiats « URGENTS » pour stopper l'Hémorragie des PH en Poste dans votre Etablissement.

Hémorragie qui va se poursuivre si vous ne prenez pas en compte les Difficultés et les Projets professionnels de nos Collègues Hospitaliers.

Vous le savez.

Le service de Chirurgie Viscérale est en grand danger. Si le Dr (...), pilier du Service, Dynamique, Compétent, très Humain avec les Malades, Correspondant de nombre d'entre nous, part à la Polyclinique... Il vous a fait part de ses Projets, de son désir de travailler avec des moyens adaptés. Son départ, alors que ses Collègues sont proches de la Retraite, signerait la déstabilisation Totale du Service de Chirurgie (Complément indispensable du Service de Gastro Entérologie), les MG continuant à lui adresser leurs malades. Une perte d'activités Chirurgicales à l'Hopital suivrait immédiatement.

Le service de Pneumologie ne l'est-il pas aussi ? le Dr (...) restera-t-il ? et celui de Neuro : les « mercenaires » recrutés (selon votre expression) coûtent cher, comblent un trou, mais ne peuvent assurer le suivi post hospitalisation que nécessite un grand nombre de malades. Et les autres Services de Médecine ?

L'Hôpital de Cholet qui est indispensable pour assurer sur notre Territoire un Service de Santé Publique de Qualité est en Danger si vous laissez partir les PH connus et compétents en Postes.

Nous ne pouvons croire devant la répétition des départs qu'il ne s'agisse que de Problèmes Personnels.

L'Attractivité de votre Etablissement est en Question.

Le vrai sujet de notre Interpellation du Printemps 2009 est entier.

Quelles Mesures acceptez vous de prendre pour répondre aux demandes de nos Collègues PH, pour qu'ils ne quittent pas leurs Postes ?

Quelles mesures de Recrutement « Attractives » mettez-vous en Place pour assurer le Remplacement des Médecins déjà Partis (cf. les mesures par exemple du Directeur de l'Hôpital de (…).

Merci de votre Attention.

Pour les MG du Choletais.

Dr (…). »

24 février 2012

« Chers confrères,

En temps que médecin de notre structure et membre actif de la CME je viens vers vous pour exprimer mon incompréhension ainsi que mon inquiétude sur le mode de fonctionnement de notre institution.

En effet lors de la dernière CME (PV en attente), après l'intervention notamment du DIM [département d'information médicale] exprimant son inquiétude sur l'absence de lisibilité des modalités de financement (dépenses versus recettes d'activités) des projets et sur leurs conséquences sur l'avenir. Le directeur nous a expliqué le refus des différents groupes bancaires des lignes de prêt allouées pour le projet mère-enfant. Pour autant je constate que les travaux ont débuté et de manière très rapide.

Comment en 2012 en pleine crise financière, pouvons nous démarrer des projets très chers sans la moindre garanti de financement ?

Il me semble dangereux en temps que membre élu, de ne pas manifester ma vive inquiétude d'un tel parie sur notre outils de travail qu'est l'hôpital publique ce qui ne manquera pas d'être considérer comme une caution.

En espérant que mon intervention permettra une réflexion commune de notre communauté médicale pour obtenir des explications recevables. »

4 avril 2012 : comme un aveu

« Bon j'espère que vous avez bien profité du beau temps car l'avis de tempête se profile.
Mr (...) [directeur] a enfin avoué qu'il n'avait pas obtenu de crédit et pas de ligne de facilité budgétaire.
Le directeur est ... AMER et nous donc ... une rencontre avec l'ARS [agence régionale de santé] a bien montré qu'a ce jour aucun projet ne pouvait être entrepris sans être financé et la proposition de la dite institution est que les établissements de la CHT 49/53 [CHT : communauté hospitalière de territoire] fassent front commun pour l'obtention de prêts : tollé général.
Donc ne nous battons pas pour de nouveau projet ils sont tous reportés aux CALENDRIERS GRECQUES VOILA CE QUE L ON VA DISCUTER AU DIRECTOIRE DEMAIN ET LE POURQUOI DE MON ABSENCE HIER.
Cela reste entre nous jusqu'à vendredi que je vous donne la suite des évènements.
Amicalement,
(...). »

5 avril 2012

« Bonjour à tous

Je m'insurge officiellement : C'est réellement du foutage de gueule.

Que notre Cher DG joue aujourd'hui l'indignation devant la réponse (certes croustillante) de l'ARS est un comble de malhonnêteté insupportable : j'espère, je souhaite, je milite pour une réaction collective forte (qui commence par le Directoire) pour acter et dénoncer les responsabilités réelles et surtout prendre les bonnes décisions éclairées, et ce même si (surtout si) le principal coupable s'échappe… : il est grand temps, sinon de réparer les dégâts humains passés et à venir (« je ne toucherai pas au personnel » : sale mec ! du moins d'arrêter de tendre l'autre joue.

La tentative du jour est de nous faire croire, dans un contexte propice au mensonge (« c'est la crise » ! « c'est pas de ma faute ») que ce qui n'est en fait que du simple bon sens « Aucun projet ne pouvait être entrepris sans être financé » est une nouveauté conjoncturelle : ce n'est pas faute d'avoir cherché à savoir, exhorté à la transparence, prévenu des conséquences prévisibles, dénoncé les conséquences avérées, le tout en s'exposant individuellement aux foudres répressives, parfois meurtrières, de l'intéressé qui faute d'unité s'en sort toujours bien, ce quel que *soit le sujet (investissements, restructuration, activité, etc...) : On continue comme ça, on ne dit rien au prétexte qu'il s'en va ? Je rappelle juste que s'il s'en va il n'emportera pas avec lui la M. qu'il laisse dans les finances, les équipes administratives, les services de soins, ...Bref, partout. Et que même si le prochain « est bien », il ne pourra faire que ce qu'il peut compte tenu du leg catastrophique et que s'il le fait logiquement dans le contexte HPST, cela ne profitera certainement pas à notre outil de travail et encore moins au personnel (70% des couts, « variable d'ajustement » inique mais économiquement logique)... Je rappelle aussi que, indépendamment de ce qu'on peut penser des banques et des banquiers..., ceux-ci concernant le Pavillon (par exemple) ont opposé un refus de prêt pas seulement au motif de frilosité face à la « crise » mais aussi compte tenu du projet lui-même ! Accepteriez vous de financer un projet structurellement déficitaire de 700 000€ par an (1/15 de nos recettes d'activité, sachant en plus que le volet recettes d'activité du projet est plus que douteux...). Dans le sens inverse, seriez vous réellement si surpris que cela, en tant qu'emprunteur, qu'on vous oppose un refus ? Auriez vous-même osé présenter un tel projet dans votre vraie vie ? (genre ; je suis surendetté mais je vais voir le banquier pour solliciter un prêt pour m'acheter une résidence* secondaire aux Bahamas qui plus est au motif de la « nécessaire » modernisation de mon patrimoine ») (c'est pas pour moi Monsieur le Juge, c'est pour la collectivité, dans son intérêt, et d'ailleurs décidée par elle !!))

ÇA SUFFIT, trop c'est trop

Mon avis, rabâché, de (...) (accessoirement médecin attaché à son outil de travail et à l'établissement de la vérité est :

− Il s'agit de finances publiques : le patron voyou est pénalement responsable. Voyou non pas pour s'être trompé (ça arrive à tout le monde) mais pour persister obstinément et pire, organiser les conditions de la persistance par tous les moyens, quelles que soient les conséquences

− L'enjeu et l'urgence n'est pas de « différer les opérations d'investissement » mais de les suspendre le temps d'une instruction sérieuse, technique, transparente, quitte à in fine abandonner (ou pas) les projets non viables au regard des critères collectivement choisis (y compris celui potentiel et qui ne manquera pas d'être avancé... « arrêter c'est des frais »...)

− Et, je ne partage pas l'avis de (...) sur ce point, de continuer à défendre les « nouveaux projets » dès lors qu'ils sont instruits correctement : le pire danger c'est de ne plus avoir de projets et de végéter

Pour cela, je propose :

- De dénoncer vivement et collectivement la situation, sans détours : forme à convenir, sachant que nous ne sommes pas seuls mais qu'il me parait utile (symboliquement ET sur le fond) que le Directoire et le bureau notamment - idéalement associés pour l'occasion – réagissent officiellement, ne serait ce que parce qu'un certain nombre de praticiens ont joué le jeu du respect des instances (ex : (…) à qui le Bureau n'a jamais répondu sur le sujet plus que jamais d'actualité)

- D'obliger la DG à s'expliquer publiquement (autrement que sous la forme laconique d'une lettre de service) : rôle du Directoire (+/- bureau)

- D'obtenir la suspension des projets en cours ET leur instruction : rôle du Directoire (+/- bureau)

Ceci n'est pas un billet d'humeur ! : quoi qu'on fait ?

Amitiés

(…). »

…

24 avril 2012 : un autre médecin constate la justesse de mes alertes antérieures à toutes ces nombreuses réactions exprimées…

« Bonjour à tous

Il y a une question qui m'intrigue dans l'histoire de départ de deux personnes de l'hôpital (Mme (...) et Mr (...) [le directeur].

J'ai l'impression qu'il faut toujours un « bouc émissaire ». Mme (...) va partir et j'ai l'impression qu'il y a des intervenants au (...) la désigne comme responsable des problèmes du Bloc opératoire. Maintenant que le Directeur n'a plus de pouvoir, tout le monde se jette sur lui et le tiens responsable de tous les problèmes de l'Hôpital. Personne lorsqu'il était au pouvoir n'a pas pu se mettre devant lui (à part Dr UMLIL et Dr (...)).

Lors des différentes réunions de la CME, beaucoup de nous disaient partager l'avis de « Monsieur le Directeur » (parce qu'on dit plus maintenant Mr. Le directeur mais carrément « (...) [prénom] (...) [nom] » ?

Le problème c'est nous, réfléchissons pour l'avenir, avec le nouveau directeur. »

...

1ᵉʳ juillet 2013, un psychiatre explique aux médecins son départ

« Chers collègues,

Après 6 ans passés au C.H. de Cholet, je pars du fait d'une soudaine attaque institutionnelle qui, sur fond, de calomnie et de clivages, a balayé la déontologie et l'éthique pour m'attaquer en tant que personne tout en valorisant, dans un grand écart vertigineux, l'ensemble de mes réalisations professionnelles.

Par chance plusieurs propositions m'avaient été faites dans les mois précédents de la part de collègues qui souhaitaient instamment travailler avec moi, j'en ai choisi une : en la matière la coordination de Centre Ressources Handicap Psychiatrie Pays de la Loire.

Durant ces semaines difficiles, le soutien des praticiens hospitaliers, des cadres et des personnels du Secteur 8 ainsi que des membres du CARE qui m'ont côtoyée ces dernières années m'a été très précieux,

A tous, bonne route,

Bien confraternellement,

(...). »

9 juillet 2013 : e-mail d'un médecin membre du conseil de surveillance (ex. conseil d'administration) et du bureau de la CME (commission médicale d'établissement)

« Bonjour (...) !!

Je ne suis pas la taupe dans cette histoire !! car je suis le mouton noir !!! dans cet hôpital de m... tout va avec les instances ou si tu veux les hautes instances !!!

Je reprochais a l'ancienne équipe de CME

l'opacité, mais avec la nouvelle équipe c'est pareil !!! voire pire !! mais ce qui me consolait était que je n'étais pas membre et (heureusement pour moi).

Malheureusement j'y suis actuellement et même, membre de haute instance, et malgré tout vous êtes capable de faire ce que vous avez fait !!!!! et je suis vraiment déçu +++

Sous vos airs de démocrates convaincus, vous n'êtes pas différent de n'importe quel dictateur de tiers monde, bien sûr avec le sourire c est plus jolie.

Tu vois un mouton noir peut cacher un autre !!! et je crois savoir d'où vient ce comportement !!!!!.

Malgré tout ce qu'on dit sur Amin [Amine UMLIL] je trouve qu'il a raison dans beaucoup de ce qu il écrit, car ce qu'il vit actuellement et depuis des années aucun de vous ne peut le supporter, et tout ça à cause d'un chef de service raciste et des instances hypocrites.

Vous pouvez toujours me mettre sur votre prochaine liste !!

Bon été comme tu dis.

(...), chirurgien dans un grand pôle, membre d'un conseil de surveillance, dans un hôpital d'une république française (liberté égalité fraternité). »

...

24 avril 2007 : Echos du CHSCT (comité d'hygiène, de sécurité et des conditions de travail)

« (...) Après avoir abandonné les personnels de psychiatrie 8, en déléguant la présidence du CHSCT, le directeur général du CH « oubli !! » de communiquer au nouveau Président, le courrier de l'inspecteur du travail daté du 02 avril 2007, l'invitant à :

« présenter dès la prochaine réunion du CHSCT un calendrier précis, à échéance raisonnable pour, d'ores et déjà donner une visibilité claire sur les actions à mener ».

C'est un délit d'entrave au bon fonctionnement du CHSCT.

Nous n'en resterons pas là ! Tout le monde a le droit de savoir quelle méthode utilise notre directeur : « courage, fuyons ! ! ! »

A Cholet, attendons-nous de faire les gros titres de la presse avec un nouveau drame dû à de la souffrance au travail ? Il en porterait la pleine et entière responsabilité !

La vétusté des locaux, et les travaux du Bloc Opératoire ont terriblement dégradé les conditions de travail. Malgré une prise en charge de qualité des personnels de la chambre mortuaire, la conservation des corps et les conditions d'accueil des familles sont INDIGNES !!

La réglementation imposait une mise aux

normes impérative avant fin 2001 !!!! (arrêté de 1998)

Après plusieurs interventions par courrier et en CHSCT, les représentants (...) ne se contenteront pas d'une peinture sur les murs, mais d'une rénovation avec mise en conformité avec la réglementation en vigueur (Températures – Renouvellement d'air – Chambre froide, etc...),

Si un calendrier ne nous est pas rapidement proposé, ce dossier sera transmis à l'H.A.S. (Haute Autorité de Santé) avant la prochaine certification.

PHARMACIE – CAMSP :

Depuis la création de la CAMSP [centrale d'approvisionnements en matériel stérile et pansements)], des difficultés sont apparues sur ce secteur et celui de la pharmacie :

– mauvaise évaluation des besoins du personnel,
– manutention difficile,
– chariots et étagères non adaptés,
– multiples commandes d'un même produit dans la semaine, ce qui engendre multiple produit sur la même palette = augmentation de la manutention, et de la charge de travail.

La Direction, consciente des problèmes de ces deux secteurs, attribue une aide ponctuelle : 3 heures tous les mardis matin jusqu'en juin, ou septembre de cette année, et dans un deuxième temps, propose une étude sur les organisations de travail, et s'adjoindra les conseils d'un ergonome. »

25 novembre 2010 : CHSCT (comité d'hygiène, de sécurité et des conditions de travail)

« 2 POINTS PRINCIPAUX ONT ETE ABORDES :

« GESTION (IN)HUMAINE » du manque d'effectifs en Psy 9 résolue dans l'urgence avec la fermeture du service UIAC.

Le personnel de ce service se retrouve dans un cadre de travail qu'il n'a pas choisi

– Quelle considération de ses objectifs professionnels exigés par la Direction ?

– Une nouvelle équipe en souffrance qui a l'impression d'avoir été utilisée comme des pions (dans un jeu de stratégie.)

– Des dégâts collatéraux : une aide-soignante se retrouve seule la nuit pour gérer 12 lits en 4/1.

Le problème de fond n'est pas résolu

Le manque d'effectifs en Psy 9 est un problème chronique avec une Direction interpellée plusieurs fois par les syndicats.

Pourquoi les IDE et les cadres fuient la Psychiatrie ?

Pourquoi des candidatures sont refusées ?

« GESTION (IN)HUMAINE » au niveau de la pharmacie

– *Mise à l'écart de deux pharmaciens*

– *Obstruction dans l'exercice de leurs compétences professionnelles*

– *Non reconnaissance du rôle de certains agents qui sont en souffrance*

Le problème de fond n'est pas résolu.

L'inspecteur du travail présent à l'instance reconnaît que ces deux problèmes sont liés :

GESTION DES EFFECTIFS et ENCADREMENT

Quelle réponse de la Direction ?... »

Année 2011 : Lettre ouverte, d'une contractuelle ayant travaillé au centre hospitalier, diffusée par un syndicat

« Après 2 ans en service (…) à l'hôpital de Cholet, j'ai décidé en accord avec mon responsable de service, de mettre fin à un renouvellement de contrat pour les raisons suivantes :

Propos dégradants : harcèlements moraux ; atteintes à la vie privée :

« T'as rien à faire ici ; tu vas dégager ; t'es payé à rien foutre ; t'as un beau cul une belle gueule ; t'auras tout ce que tu veux ; t'iras faire le service au (…) ! (imposé) ; t'es la maitresse du responsable de service ! Tu passes sous le bureau ! »

Des exemples parmi tant d'autres... ainsi que des propos racistes à l'égard de certaines personnes...

Tout a commencé, vers octobre-novembre 2009, pour moi, alors que j'ai toujours bien fait mon travail (propos de mon chef de service), après un désaccord avec une collègue titulaire, qui ne voulait pas effectuer son travail. Nous avons eu une explication qui a bien duré 45 min environ. Elle a fini par me dire « t'es quoi, titulaire ? », ce à quoi, j'ai répondu « non », donc elle m'a rétorquée « tu fermes ta gueule et tu retournes à ton poste, les chariots ne seront pas faits et c'est tout » (ceci devant témoins). Après cette personne a commencé à me faire la « vie dure » ; nous avons eu une autre explication sans aucun changement d'attitude de sa part !

Cette personne, suite à un accident de travail, a été en arrêt, je pensais être un peu « tranquille » et malheureusement pour moi, une autre titulaire a pris la relève pour me harceler et continuer à me mener la vie dure au travail ! Les réflexions et intimidations devant témoins (personnels de (...)) ont recommencés : « Regarde ça ! Elle n'a rien à faire ici ! Dire qu'on paye ça ! » Et cela, réitéré tous les jours jusqu'au dernier jour de mon contrat !!!... et dire que certaines collègues subissent encore ça ! Et ne disent rien de peur de représailles.

Si je fais ce courrier maintenant, c'est

simplement que je ne risque plus de représailles de la part de ces titulaires… car j'ai dû, à cause de cette situation, arrêter un travail que j'aimais. Je ne suis plus ni en (…), ni même à l'hôpital.

Pour finir, je tiens à dire, que j'ai vu de nouvelles personnes recrutées, venir avec le sourire et l'envie de bosser et de se donner à fond, comme moi, quand je suis arrivée… et qui, quelques temps après leur arrivée, ont commencé à « déchanter » et à venir à l'hôpital, avec une seule envie, que la journée passe très vite !

On ne devrait pas venir au travail, en souhaitant avoir une panne de voiture ou un accident pour ne pas arriver à destination, son lieu de travail ! On ne devrait pas entendre non plus, des propos comme « je vais la tuer ; je ne lui donnerais pas mes enfants à garder ; elle va « se manger une assiette, un gastro ou un plateau ». On ne devrait pas voir non plus, des personnes « prêtes à se taper dessus », tellement il y a de souffrance et de haine entre le personnel de ce service… Certaines personnes attaquent aussi bien, et autant, sur la vie professionnelle que privée… Quand on voit certaines filles qui pleurent dans les vestiaires, on se dit qu'il y a un gros problème !

Je trouve qu'il y a un grand manque du respect de la personne humaine en (…) un problème de gestion du personnel. Il manque une personne qui encadre le travail des équipes. Il manque des « réunions d'équipe » régulières qui apaiseraient, je pense, les malentendus, les mésententes, les conflits. Il manque, je pense, un conciliateur, un agent de proximité !

Il manque une personne qui reprend le personnel quand les protocoles et les normes (…) ne sont pas respectées car une simple contractuelle qui a des capacités, des connaissances et qui veut les faire appliquer, ne sera pas entendue, ni même écoutée, car pour les titulaires, elle n'est « rien ».

Quand je suis arrivée en (…), on m'a dit une phrase qui m'a fait sourire, mais qui, par la suite, m'a fait voir que ce mal-être en (…) et probablement en (…), dure depuis trop longtemps : « bienvenue en enfer… on n'est pas au sous-sol pour rien ! ». J'ai aussi pu lire un article, en salle de pause, qui m'a fait sourire jaune : « L'hôpital de Cholet est réputé pour le « non-stress » au travail. »

Là, vous avez des employées qui ont envie de partir, de changer de travail, de ne pas venir travailler, qui ont une boule au ventre dès le matin au réveil, qui ont envie de lancer la vaisselle en pleine figure.

Pour toutes celles qui restent, il faut que cela change ! La souffrance et le mal-être au travail ne devraient pas exister.

De plus je tiens à souligner quelques

problèmes de gestion en (...) :

− chacun travaille à sa façon, et pour ne pas avoir de soucis, il vaut mieux suivre les anciennes, les titulaires,

− un manque d'encadrement, ce qui fait que chaque personne travaille à sa façon et ne respecte pas forcément les normes (...), ce qui me semble très important, surtout en milieu hospitalier,

− pas de protocoles affichés sur les murs, ce qui me semble essentiel, encore une fois, et surtout un appui important pour les nouvelles arrivées...,

− pas de mode d'emploi affiché pour les machines aussi bien pour l'utilisation, que pour l'entretien ou le nettoyage complet suivant les normes (...),

− passage du sale dans le propre,

− pas assez de tuyaux de lavage en (...),

− des vannes de vidanges pour les bacs du (...), bacs de (...) du mauvais coté ou inadaptés.

− plateaux sales « renvoyés » en chaine et donc aux patients,

− sans compter la sectorisation des zones « chaudes » et « froides »,

et j'en oublie sûrement... »

...

18 avril 2012 : le directeur de l'hôpital annonce son départ
Avec les « *Médailles de la ville et de l'hôpital* **»... selon la presse**

« Par arrêté de nomination de la Directrice Générale du Centre National de Gestion, ma demande de mutation en qualité de Directeur du Centre Hospitalier de CAUDAN (Morbihan) vient d'être notifiée à compter du 2 mai 2012. »

Et voilà, il semble *« prendre la fuite »*...

Mais, il ne manque pas de nous inviter :

« Vous êtes cordialement invités à la manifestation de mon départ le vendredi 27 avril 2012 à 12h00 en salle Molière. »

La présidente de la soi-disant « commission médicale d'établissement », qui soutenait que le directeur avait menti, sera de la « fête »... Ainsi que d'autres...

La fête. Les p'tits fours. Les sourires. Les flashs. Les caméras...

Le directeur aurait, selon la presse, quitté l'hôpital de Cholet avec les *« Médailles de la ville et de l'hôpital »*...

Les auteurs de ces obstacles sont mis en avant notamment lors des visites effectuées par les autorités *ad hoc*, lors de ladite « *Semaine de la sécurité des patients* », etc..

Quelques individus déguisés en col blanc, et rémunérés par la fonction publique hospitalière, auraient-ils le droit de mettre, pendant de nombreuses années, des « obstacles » - des « freins » - à la sécurité des soins, notamment médicamenteux, voulue par les pouvoirs publics ? Et en toute impunité ?

Pourrait-on imaginer de tels freins dans un aéroport, dans une gare routière ou ferroviaire, dans une centrale nucléaire ?

Un citoyen qui « s'amuse » à « dévier les rails » d'un train, par exemple, ne serait-il pas, lui, poursuivi pour « sabotage » ?

Prenons l'exemple de cet individu qui a été accompagné, tranquillement, jusqu'à sa retraite ; malgré le constat effectué notamment par le service régional de la police judiciaire (SRPJ) suite à mon alerte de 2007 adressée au Procureur Général.

Exemple d'un individu accompagné, tranquillement, jusqu'à sa retraite : Constat du service régional de la police judiciaire (SRPJ) suite à mon alerte de 2007

Cet individu se présente ainsi auprès du service régional de la police judiciaire (SRPJ) :

« *J'exerce la profession de chef de service au sein de (...) de l'hôpital de Cholet depuis 1977, date de l'ouverture de l'hôpital. (...) Je vis au milieu de mes personnels.* »

...

En 2007, l'enquête menée par le service régional de la police judiciaire (SRPJ) concerne clairement « *des dysfonctionnements graves susceptibles de mettre en danger la vie de patients. Un harcèlement moral sur la personne de Mr UMLIL (avec une notion de discrimination raciale)* ».

La pertinence de mes preuves est constatée notamment par le SRPJ : « *Les pièces produites par Mr UMLIL. En très grand nombre, elles argumentaient ou précisaient chaque point développé par Mr UMLIL. »* Le SRPJ relève que *« l'inspection régionale de la pharmacie des Pays de la Loire… au terme de travaux argumentés… rendait ses conclusions. Celles-ci mettaient en avant l'investissement de Mr UMLIL. »*

La veille de leur audition par le SRPJ, des témoins sont menacés :

« Mr (…) [chef de service]… a dit que le pénal, c'était grave et qu'il était attaqué directement par Mr UMLIL dans cette procédure tout comme le directeur de l'hôpital. Il a fini ses propos en disant que le directeur était avec lui et pas avec Mr UMLIL. Il a répété 2 ou 3 fois avec insistance que le directeur était avec lui… Le ton qu'il employait montait crescendo et on sentait bien qu'il s'énervait. Je suis ressortie de la réunion un peu tétanisée avec le sentiment d'avoir fait l'objet de menaces… comme une mise en garde sur ce que l'on allait dire. »

…

« Comme une menace, une mise en garde contre d'éventuelles représailles de sa part et de la part de la direction de l'hôpital. »

…

« Je me suis sentie très menacée, j'ai d'ailleurs pris des notes… que je tiens à vous lire : « Je vous mets en garde contre toute tentative de déstabilisation du service… je veux, j'exige, réfléchissez bien à ce que vous allez dire… J'ai le soutien entier du directeur »… J'ai 48 ans, et c'est la première fois que je me sens réellement menacée et pourtant j'ai exercé de nombreux emplois… »

…

« Je répète que pour moi, il s'agissait clairement de menace. »

…

Malgré ces menaces, le personnel a témoigné, en ma faveur, auprès du SRPJ :

« …personnels féminins jeunes… principaux reproches tenaient du manque de communication, de la froideur de Mr (…) [chef de service] et d'une hiérarchisation des relations… déclarent ressentir un sentiment d'humiliation lié à une forme de dédain ou de mépris de la part de Mr (…) [chef de service] …beaucoup profitaient de l'audition pour faire part de leur sentiment de

frustration au travail et plusieurs allaient jusqu'à craquer « nerveusement » et pleurer devant les enquêteurs... » ;

« Certains avaient constaté que Mr UMLIL était mis à l'écart. Pour ces personnes, Mr UMLIL était souvent perçu comme très humain. »

...

« Nous ne nous sentons pas soutenu par Monsieur (...) [chef de service]. » ;

« Monsieur (...) [chef de service] ignore totalement M. UMLIL... Par exemple, il m'est arrivé une fois de voir M. UMLIL appeler M. (...) [chef de service] et celui-ci délibérément ne pas lui répondre. »

...

« Pour ma part, j'ai peur de Mr (...) [chef de service]... Je n'arrive pas à exprimer exactement ce que je ressens mais j'ai peur de lui... « Mlle (...) se met à pleurer »... j'ai le sentiment que mes collègues et moi subissons successivement la pression de Mr (...) [chef de service]. »

...

« On en était à parier sur la personne qui allait craquer dans la journée... Mr (...) [chef de

service] qui voyait très bien ce qui se passait... Il avait un ton ironique... grand nombre de départs... Il y a une très bonne équipe qui est totalement bridée... Mr (...) [chef de service] refuse toute idée extérieure et notamment toute idée de progrès... C'est un tyran... de manière très sournoise, très méprisante. Nous avons toutes le sentiment d'être ses larbins... Je pense qu'il va y avoir un travail psychologique à faire sur de nombreuses préparatrices qui sont détruites et n'ont plus du tout confiance en elles. » ;

« Mr UMLIL semble être un jeune pharmacien plein d'allant, qui cherche à mettre en place de nouvelles procédures en place... C'est lui qui m'a montré le plus de choses en 2 mois. C'était très intéressant de travailler avec lui. »

...

« Un jour, j'ai craqué devant Mr UMLIL et il m'a demandé ce qui m'arrivait. J'ai le souvenir d'avoir dit à Mr UMLIL qu'il y a trop de pression psychologique... Il est très difficile de communiquer avec Mr (...) [chef de service]. Il prend toute parole pour une agression. C'est impossible d'échanger avec lui... Pour mon entretien annuel de notation... j'ai pleuré avant car j'avais peur... Mr (...) [chef de service] est incapable d'éprouver de la considération pour les autres... Mr (...) [chef de service] refuse de voir la réalité ou bien de prendre ses responsabilités en tant que chef de service » ;

« Mr UMLIL est très humain. Sur le plan des relations humaines, il n'y a pas de soucis. Au niveau professionnel, il est très tatillon, c'est une qualité... Il y a un fossé avec les pharmaciens excepté avec Mr UMLIL... »

...

« Avec la politique actuelle de Mr (…) [chef de service] l'ambiance de travail ne peut être sereine... Le vrai problème c'est que Mr (…) [chef de service] n'en fait qu'à sa tête... J'ai vu des employés pleurer, sa tactique c'est diviser pour mieux régner... La mauvaise ambiance est due au comportement du chef de service. » ;

« Je pense que Mr UMLIL est mis de côté, il avait d'ailleurs un bureau sans fenêtre alors qu'un agent administratif [moins qualifié ; et exerçant sous l'autorité des pharmaciens] a eu un bureau avec fenêtre. Les autres pharmaciens ont leurs bureaux les uns à côté des autres. Mr UMLIL est plus loin. »

...

« Le retour à la normale n'est pas possible dans ces conditions, cela fait trop longtemps que cela dure. Mr (…) [chef de service] doit soit partir *soit changer ce qui me paraît impossible. Cela fait 30 ans que je connais Mr (...) [chef de service], je le connais bien... J'ai de la Haine pour Mr (...) [chef de service] d'ailleurs pour tout vous dire, je pars fin novembre 2007 en demie-retraite à cause de cela, pour moi travailler à (...) du CH de CHOLET est devenu au-dessus de mes forces, c'est devenu invivable. Je ne suis pas la seule dans cette situation... Je n'ai jamais eu de bonnes relations avec Mr (...) [chef de service]... Le surnom de Mr (...) [chef de service] c'est LOUIS XIV... Physiquement quand il se met en colère, on le voit sur sa personne, il bave littéralement, il fait vraiment peur... »* ;

« Mr UMLIL est laissé de côté, il est tout seul... ça doit pas être facile à vivre... il a été 6 mois en arrêt... on l'a vu à des moments très mal... son bureau n'avait pas de fenêtre. »

...

« Mr UMLIL... je pense que c'est quelqu'un de très carré dans son domaine... »

...

Au SRPJ, le psychiatre des hôpitaux, diplômé de Victimologie, de Praticien de la Psycho-traumatologie du Travail, praticien hospitalier au centre hospitalier de Cholet depuis

1980, ancien Président de sa commission médicale d'établissement, membre de la commission du médicament – présidée par Monsieur (...) [chef de service] décrit ainsi ce dernier :

« Mr (...) [chef de service] est, à mon sens quelqu'un dont l'intelligence est étroite. Il est dans l'impossibilité de coopérer. Il se sent agressé par toute information nouvelle ou proposition innovante. C'est une personnalité rigide. Il n'arrive pas à gérer son propre cours de pensée avec une proposition émanant d'un tiers. C'est valable dans le domaine scientifique mais également dans le domaine réglementaire... Mr (...) [chef de service] se sent agressé au moins par l'hypothèse de remise en question... Il est dépassé mais il se prive de coopération et de collectivisation du risque. Se sentant agressé, sa démarche peut-être violente... »

Selon ce psychiatre, Monsieur (...) [chef de service] fait de *« la projection : cela signifie que l'on parle de soi en l'attribuant à l'autre »*.

...

Un deuxième psychiatre atteste :

« *Mr (...) [chef de service] ... pouvait nier publiquement des faits avérés quand ceux-ci pouvaient le mettre en difficulté.* »

Elle a « *vu Mr (...) [chef de service] mentir sur des faits constatables* ».

...

Auprès du SRPJ, ce psychiatre confirme l'attestation du premier psychiatre :

« *J'ai aussi pris conscience que l'issue pour Mr UMLIL serait soit une décompensation psychique grave soit une judiciarisation du problème.* »

Elle ajoute : « *Mr UMLIL... a donné un essor considérable à ces dimensions de la pharmacie hospitalière. A partir de là, il a mis le doigt sur un certain nombre de dysfonctionnements existants...* »

...

Par ailleurs, le SRPJ relève le témoignage d'un directeur adjoint :

« Je m'appuie aussi sur les objectifs fixés par les pouvoirs publics qui ont été bien atteints par Mr UMLIL. C'est un travail d'équipe pluridisciplinaire où Mr UMLIL a joué un rôle pilote et coordonnateur. Cette collaboration s'est fort bien passée. Le dossier a été fort bien mené par Mr UMLIL. Mr UMLIL très méthodique, très pointu et très consensuel. Je veux dire par « pointu », d'un grand professionnalisme, d'une grande connaissance de la réglementation et très soucieux de la maîtrise des protocoles liés à la sécurité des patients. J'ai perçu que Mr UMLIL était bien investi dans des dossiers institutionnels. J'ai trouvé quelqu'un de réellement passionné par son métier et par sa fonction de praticien hospitalier. Dans le dossier que Mr UMLIL a traité, il a été très respectueux de tous jusqu'aux personnels aide soignants et aux personnels du service des transports. Indéniablement, Mr UMLIL est certainement quelqu'un de brillant.

Je ne connais pas le parcours de Mr (…) [chef de service] mais il est certainement différent… Au fond de moi-même, j'ai le sentiment que lorsque l'on fait preuve de dynamisme, le résultat peut-être ambivalent. On peut avoir une certaine estime de sa hiérarchie.

Cela peut également renvoyer une image plus négative, c'est alors la dépréciation par comparaison... Cela est constant dans les relations humaines. De plus c'est difficile de se faire une idée car Mr (...) [chef de service] n'apparaît d'une nature très expansive. Mr (...) [chef de service] n'est pas un grand communicant. »

...

« Le 27 novembre 2007... Mr UMLIL était détaché de l'autorité fonctionnelle de Mr (...) [chef de service]. »
Service régional de la police judiciaire (SRPJ)

...

En principe, de tels obstacles devraient interpeller le Procureur de la République.

L'accueil réservé à mon alerte de 2007 par le Ministère Public

Le 14 avril 2007, je finis par alerter le procureur Général en ces termes :

« (...) que cessent tous ces <u>dysfonctionnements graves</u> au centre hospitalier de Cholet, afin d'éviter que <u>la vie des patients</u> ne soit mise en jeu » ; « que cessent <u>le harcèlement moral</u> et ce que je ne peux que considérer comme de la <u>discrimination</u> raciale à mon égard, alors que je ne veux que servir l'intérêt général et exercer mon métier selon les règles de ma profession. »

Cette démarche, effectuée le 14 avril 2007 auprès du procureur Général, n'a été entreprise qu'après avoir constaté l'échec des nombreuses alertes et tentatives de conciliation internes et externes au centre hospitalier de Cholet. Un procès-verbal de la commission médicale d'établissement (CME) est même expurgé : je demande à être entendu par cette commission ; celle-ci accepte comme le montre son procès-verbal *initial* ; mais ce dernier est falsifié dans le dos de cette instance ; la phrase consacrant mon invitation est supprimée ; un espace blanc, illogique, jaillit entre les lignes du texte.

Le procureur Général m'accuse réception de cette alerte en m'informant de la transmission du dossier au procureur de la République.

Mais, le 25 juin 2008, le procureur de la République *classe sans suite* le dossier en m'écrivant :

« *Vous avez déposé plainte le 14 avril 2007 pour Atteinte à la vie privée, violation de domicile…* ».

Un étonnant courrier que j'ai reçu à deux reprises : le vendredi 27 juin puis, le lundi 30 juin 2008.

Le 29 juin 2008, j'alerte le procureur de la République sur cette étrange - ce changement - qualification des faits. Et lui ai adressé d'autres faits. Mais, il ne m'a plus jamais répondu.

Mon quatrième avocat alerte Madame le procureur de la République :

« (...) l'inertie dont fait preuve la justice pénale à l'égard de la victime UMLIL est profondément préoccupante.

Compte tenu de la nature des faits et des spécificités de cette affaire, il ne m'apparaît pas que Monsieur UMLIL bénéficie actuellement, dans le traitement de son dossier, du standard approprié à une société démocratique que la France doit garantir à ses citoyens et dont vous êtes, au cas particulier, l'un des acteurs.

Vous avez la possibilité, eu égard aux prérogatives que la Loi vous confère, de porter secours à Monsieur UMLIL, en le soutenant dans sa démarche judiciaire, en qualité de victime et en appuyant activement la recherche de la vérité. »

...

Le procureur de la République ignore ce courrier de mon avocat.

Dès 2008, le dossier est classé, par le ministère public, comme une *« affaire SIGNALEE »*.

Et c'est à moi, et seul, qu'on fait subir une expertise psychologique approfondie...

Soumis à une « *expertise psychologique* » approfondie
Comme un « *criminel* »...

Et c'est à moi, et seul, qu'on fait subir une expertise psychologique approfondie...

Sans même me recevoir, la deuxième juge d'instruction me soumet à une expertise psychologique approfondie qui ressemblerait à celle qui serait habituellement réservée aux grands criminels. Elle souhaite notamment mesurer mon « *degré de connaissance et de maturation en **matière sexuelle** compte tenu de son* [mon] *âge.* » Tout en demandant également à l'expert psychologue de « *décrire le retentissement éventuel et les modifications de la vie psychologique depuis les faits en cause. Peuvent-ils être évocateurs **d'abus sexuels** ?* »

Mes observations ont conduit l'expert psychologue, lui-même, à conclure son rapport par cette dernière phrase :

« *Monsieur Amine UMLIL n'a pas voulu me livrer, en le justifiant par des raisons qui peuvent paraître acceptables.* »

Je suis *le seul* à avoir subi un tel sondage ; une telle fouille et mise à poil ; à nu.

Pourtant, trois docteurs ont déjà attesté de mon aptitude à exercer ; respectivement le 2 septembre 1996, le 7 juin 2002 et le 24 mars 2004.

Pourtant, mon *Curriculum vitae* (C.V.) est transmis en pièce jointe à mon alerte du 14 avril 2007 adressée au procureur Général.

Mes collègues des centres hospitaliers universitaires (CHU) de Toulouse, et du centre hospitalier de Saumur, ont produit des attestations relatant *mon parcours*.

Ce psychologue indique :

« Il [Amine UMLIL] ne veut donc pas me parler de ses parents ni de son histoire personnelle. »
« Monsieur UMLIL se refuse à me parler de sa vie personnelle, de ses centres d'intérêts, de ses loisirs, de sa vie conjugale… de sa vie familiale, de la manière dont il conçoit sa vie, etc. »
« Je puis affirmer que ses aptitudes intellectuelles sont excellentes, qu'il n'est pas atteint par une maladie mentale. »
« Je puis évidemment déclarer que ses aptitudes intellectuelles sont repérables dans la zone

supérieure, qu'il présente une parfaite maîtrise de tous les documents qu'il me confie, et qu'à aucun moment, il n'a d'hésitation sur leur contenu. »

« Ses textes sont bien écrits, dans un français très correct, sa pensée est particulièrement structurée, de manière universitaire, conformément à son niveau d'étude (doctorat). En conséquence, il présente d'excellentes capacités intellectuelles. »

« Monsieur UMLIL parle avec abondance, s'exprime dans un français impeccable et avec aisance, se montre très actif dans l'entretien... Il se montre extrêmement poli et courtois, voire déférent. »

« Monsieur Amine UMLIL ne présente aucun trouble ou déficience psychique. Il n'est pas malade mental. »

« Il n'est pas atteint de déficience intellectuelle. »

« Il ne comprend pas comment une situation de conflit entre lui et son employeur l'amène à devoir se dévoiler sur lui-même, ce qu'il juge inadmissible. Il me demande s'il en sera de même pour la partie adverse. »

...

Cette expertise voulait m'entraîner dans une véritable exploration de mes vies intérieure et privée. Elle voulait passer mon enfance au peigne fin. Une vraie fouille. Une véritable mise à nu.

Les membres de la bande, eux, ne sont pas soumis à cette même expertise.

Pourquoi une telle humiliation ciblée et sélective ?

Il semblerait qu'il soit difficile de donner clairement raison à un « *Maghrébin* », à « *l'apparence arabo-musulmane* ». On hésite. On suppose. On cherche. On fouille. On touche. On tente de lui trouver quelque chose. Il aurait forcément une faille, quelque chose qui cloche. Le contraire ne pourrait être possible ni envisageable.

…

En 2012, la troisième juge d'instruction, le ministère public et la chambre de l'instruction constatent « *l'existence* » de ma « *souffrance au travail, dont la réalité est incontestable* ».

Le procureur de la République, dans son réquisitoire pris le 24 février 2012, reconnaît l'existence d'un *« lien »* entre *« pathologie »* et *« travail »*.

La chambre de l'instruction relève :

« Attendu que dans ses écritures, Amine UMLIL cite un certain nombre de faits… qui s'étalent sur une trait de temps relativement long… que les très nombreux éléments qu'a apportés Amine UMLIL, s'ils achèvent de démontrer cette souffrance… »

Elle pointe *« les difficultés rencontrées »* dans mon *« exercice professionnel »*.

…

Le 27 mars 2014, je reçois la *« citation par acte d'huissier de justice »* devant le tribunal correctionnel ; sous *« dix jours »*.

Elle est déclenchée par Monsieur (…) [ledit chef de service], le témoin assisté.

Ce dernier considère que mon alerte de 2007 n'était pas justifiée. Selon lui, elle serait abusive et dilatoire.

Désormais, je suis contraint d'assurer ouvertement, et *seul*, ma défense.

L'audience est finalement reportée au 15 septembre 2014.

De « *partie civile* », je bascule ainsi vers le « *banc de l'accusé* »

Ce n'est que sur le « *banc des prévenus* » que j'ai pu enfin accéder, partiellement, au juge et au droit...

De « *partie civile* », je bascule ainsi vers le « *banc de l'accusé* ».

Je suis propulsé vers le statut du « *prévenu* ».

Je deviens le « *défendeur à une action en dommages et intérêts pour constitution de partie civile abusive ou dilatoire.* »

J'ai assuré, seul, ma défense sans le ministère d'aucun avocat.

Ce chef de service, malgré qu'il soit défendu par l'un des plus grands cabinets d'avocats, est débouté de toutes ses demandes pénales et civiles. Il a été débouté en première instance et en appel.

Le 17 mars 2016, la chambre correctionnelle de la Cour d'appel a « *confirmé* en toutes ses dispositions le jugement rendu le 14 novembre 2014 par le tribunal correctionnel ». Un arrêt dont la motivation précise que « *les deux citations faites par les premiers juges en page 4 de leur décision, d'une part de l'ordonnance de non-lieu du 9 mai 2012, d'autre part de l'arrêt de la chambre de l'instruction de la cour d'appel du 26 septembre 2012, suffisent à établir que M. UMLIL n'a agi ni témérairement, ni de mauvaise foi, dans l'intention de nuire. Il y a lieu en conséquence de confirmer la décision frappée d'appel, en ses dispositions pénales et civiles* ».

La motivation du jugement correctionnel, confirmé par la chambre correctionnelle de la cour d'appel indique notamment :

« *Attendu qu'en l'espèce (…) le juge d'instruction (…) explique que* « *l'information judiciaire a mis en évidence une souffrance au travail d'Amine UMLIL* », *souffrance au travail* « *dûment établie* » *(…) ;*
Que (…) la chambre de l'instruction de la cour d'appel souligne que la réalité d'une souffrance au travail est « *incontestable* » *; que la chambre de l'instruction indique que* « *les très nombreux éléments qu'a apportés Amine UMLIL, s'ils achèvent de démontrer cette souffrance et les difficultés rencontrées par lui dans son*

exercice professionnel (…) que « si la mauvaise ambiance générale du travail, l'existence de multiples conflits et la dégradation progressive de certaines conditions d'exercice de plusieurs membres du personnel de l'établissement sont indiscutables, l'information n'a pas permis d'établir que la responsabilité de cet état de fait pèserait sur telle ou telle personne (…)

Qu'ainsi, l'élément constitutif de dégradations des conditions de travail susceptibles de porter atteinte à des droits étant caractérisé (…)

Qu'ainsi, UMLIL Amine n'a pas été téméraire dans l'exercice du droit de se constituer partie civile (…)

Qu'enfin (…) UMLIL Amine (…) fragilité manifeste de ce dernier (…)

Qu'ainsi, UMLIL Amine n'a pas été de mauvaise foi dans l'exercice du droit de se constituer partie civile (…)

Qu'ainsi (…) les recours formés (…) ne sont ni abusifs ni dilatoires (…)

Qu'en conséquence, le tribunal (…) déboutera [la partie adverse] de l'ensemble de ses demandes (…). »

…

En juin 2014, ma situation est, à nouveau, évoqué dans la presse :

« On se souviendra aussi de l'ancien pharmacien de l'hôpital de Cholet « écarté »… pour avoir mis à jour des dysfonctionnements dans le circuit du médicament… et qui a déposé plainte au pénal pour harcèlement moral contre son employeur suite au cauchemar qu'on lui a fait subir. »
(JIM : Journal International de Médecine)

…

En cette année 2014, je découvre aussi le rapport publié du Ministère qui a été établi, en 2013, par des inspecteurs santé sécurité au travail.

Ce document relate la situation dans les agences régionales de santé (ARS) notamment. Son titre est :

« *Souffrance psychique en lien avec le travail dans les ministères sociaux : constats et observations des inspecteurs santé sécurité au travail.* »

…

Un an plus tard, en 2015, je découvre également le rapport établi, en 2015, par l'Union syndicale des magistrats (USM). Ce rapport est intitulé :

« *Souffrance au travail des Magistrats. Etat des lieux, état d'alerte* »

…

Malgré tous ces constats, de « *partie civile* », j'ai basculé vers le banc des « *prévenus* »…

J'ai subi l'inqualifiable, et sans répit, depuis au moins 10 ans.

Et, ils me traduisent en correctionnel et à deux reprises.

Puis, à huis clos, ils me violentent.

Ils ont cherché à me tuer, dans l'ombre.

Une sorte de justice secrète à l'infini.

Une justice de cave.

Un viol moral collectif dans un sombre souterrain.

Un parfum d'une viscérale xénophobie.

Toutes les audiences ont eu lieu à huis clos…

Quel terrible gâchis !

Un terrible gâchis

« (...) Plus grave encore, ce sont les patients d'un hôpital public qu'on abandonne.

En replongeant dans ce dossier qui dure depuis au moins 2005, depuis au moins dix ans, une seule phrase me revient désormais : quel terrible gâchis !

En traversant - légalement - la Méditerranée, il y a maintenant plusieurs années, et en consacrant au moins 14 ans de ma vie pour devenir pharmacien des hôpitaux, je n'aurais jamais pensé me retrouver un jour, d'abord, sur les bancs d'un tribunal de la République Française en tant que « partie civile ».

Je n'aurais jamais pensé voir, ensuite, ma position basculer de « partie civile » vers le « banc de l'accusé ».

Pour avoir juste voulu préserver la sécurité et la vie de nos concitoyens, patients, usagers et contribuables.

Pour avoir tout simplement voulu servir loyalement mon pays d'accueil.

Je n'aurais jamais pensé devenir « le prévenu » pour avoir commis le seul tort de vouloir être et rester pharmacien.

Et pour avoir alerté en demandant justice et protection.

En réalité, ma citation sur le banc de l'accusé s'inscrit dans cette démarche constante d'acharnement ; d'anéantissement.

La mauvaise foi de Monsieur (...) [chef de service] est démontrée. Cette citation est, au moins, un abus de droit. Elle m'a causé un préjudice moral supplémentaire. Il a interjeté appel sans même attendre de connaître la motivation des juges.

(...). »

Un extrait lisible à la fin de mon mémoire en défense en date du 29 septembre 2015

...

Mon cinquième avocat m'écrit.

Une lettre de mon cinquième avocat

Mon cinquième avocat, qui travaille en collaboration avec mes quatrième et sixième avocats, m'écrit une lettre dans laquelle il m'indique notamment ceci :

« Je vois par ailleurs, des différents messages que vous m'adressez, que vous poursuivez votre combat et vous avez raison. Peut-être aboutira-t-il plus facilement par d'autres voies que celles que vous a réservées le monde de la justice. Tous mes vœux de courage et de ténacité vous accompagnent. »

...

Mon deuxième avocat, lui aussi, a écrit aux Magistrats notamment ceci :

« Cet épisode du guichet a mis en évidence une regrettable différence de traitement des employés, au sein de l'hôpital, en raison probablement de leur origine raciale. »

...

La revue indépendante *Prescrire*, elle aussi, constate l'évidence.

Constat de la revue indépendante
Prescrire : lettre du 17 février 2003

La revue indépendante Prescrire m'écrit la lettre suivante qui date du 17 février 2003.

« Cher Monsieur,

Votre appel téléphonique à la suite de la parution d'un texte sur les risques d'ischémie colique liés aux triptans dans le numéro d'avril 2002 de la revue Prescrire a retenu toute notre attention.

Vous avez remarqué une erreur dans ce texte qui a échappé à nos contrôles de qualité ; le risque de colite ischémique figure bien dans le résumé des caractéristiques de Imigrane®, version dictionnaire Vidal 2002. Vous avez bien fait de nous alerter. La revue apprécie une telle lecture attentive.

Nous prévoyons de publier dans le prochain numéro accessible, c'est-à-dire le numéro 237 de mars 2003, une correction sur ce point, pour rétablir la vérité.

Cordialement à vous,
(...) Responsable de la rubrique Vigilance »

...

L'alerte peut sauver des vies humaines.

À l'inverser, empêcher ou ignorer une alerte peut s'avérer dangereux.

Année 2004
Ma contribution à une enquête de l'inspection générale des affaires sociales (IGAS)

L'inspection générale des affaires sociales (IGAS) sollicite mon concours dans le cadre d'une enquête menée suite au décès d'un enfant dans un autre établissement.

Le laboratoire pharmaceutique aurait indiqué aux enquêteurs n'avoir jamais reçu mes alertes.

Le 8 décembre 2004, l'IGAS m'adresse ses remerciements :

« Bonjour, nous avons bien reçu votre envoi et nous vous en sommes très reconnaissants. Bien à vous. »

...

Plusieurs années plus tard...

Droit de retrait

Après avoir contemplé **mon droit de retrait** actionné durant une longue période, le nouveau directeur, arrivé en septembre 2012, révise sa position. Il change sa politique.

Une reconstruction en cours

Les écrits du nouveau directeur, arrivé en septembre 2012 : quelques exemples

« (...),
Je vous précise que l'unité de pharmacovigilance du Centre Hospitalier de Cholet est à nouveau pleinement opérationnelle.
Cette unité est placée sous la responsabilité du Docteur Amine UMLIL qui a toute ma confiance.
(...). »

8 juillet 2015

...

« ANSM [agence nationale de sécurité du médicament],
Monsieur le Directeur,

J'attire votre attention sur l'article ci-joint du Docteur UMLIL, responsable de la pharmacovigilance au Centre Hospitalier de Cholet.
(...)

Le Directeur [du centre hospitalier de Cholet]. »

10 mai 2017

...

« Monsieur le Docteur UMLIL a été recruté en tant que pharmacien au Centre Hospitalier de Cholet le 1er septembre 2002.

Depuis cette date, Monsieur le Docteur UMLIL assure la responsabilité de la pharmacovigilance au Centre Hospitalier de Cholet, en lien étroit avec le centre régional de pharmacovigilance d'Angers. Il a mis également en place la coordination des vigilances sanitaires sur l'établissement en 2008 et créé le centre territorial d'information indépendante et d'avis pharmaceutiques en juillet 2015, à destination des professionnels de santé et des usagers.

A ce titre, Monsieur le Docteur UMLIL a acquis une expertise technique incontestable, renforcée par des capacités pédagogiques certaines. »

9 novembre 2017

...

L'Ordre national des pharmaciens, notamment, nous invitent, régulièrement, à résister aux comportements déviants et aux pressions éventuelles venant d'un tiers.

Les écritures de l'Ordre national des pharmaciens

Plusieurs lettres sont envoyées aux pharmaciens par l'Ordre national des pharmaciens. En voici deux exemples.

Dans une lettre intitulée « *Dire la vérité* », le président de l'Ordre national des pharmaciens nous rappelle qu'« *en entrant dans la profession, nous prêtons, formellement ou implicitement, le serment des apothicaires* ». Ce *Serment de Galien* m'impose « *d'exercer, dans l'intérêt de la santé publique, ma profession avec conscience et de respecter non seulement la législation en vigueur, mais aussi les règles de l'honneur, de la probité et du désintéressement* ».

Dans un courrier du 22 avril 2010, la présidente de l'Ordre national des pharmaciens est venue rappeler aux pharmaciens que « *l'indépendance professionnelle est une règle fondamentale des professions règlementées, un pilier essentiel de leur déontologie. Elle n'est pas garantie pour le confort et le bénéfice du professionnel mais pour la protection du public* ». Elle précise que « *l'importance de cette indépendance, qui doit être matérielle, économique et intellectuelle, a été reconnue par la Cour de Justice de l'Union Européenne dans son arrêt du 19 mai 2009 relatif aux pharmaciens d'officine. Cet arrêt est aisément transposable à tous les pharmaciens ».*

L'injonction de l'Ordre professionnel est claire :

« A chacun, en toutes circonstances, de rester très attentif à décrypter les éventuels enjeux cachés de certains discours ou à se positionner avec responsabilité à l'encontre de choix non-conformes aux intérêts des patients, qu'on pourrait lui proposer ou même être tenté de lui imposer. »

...

Mais, que veut le principal concerné ?

Quelles sont les attentes du véritable propriétaire de l'hôpital public : le patient, l'usager, le contribuable ?

Information sur les médicaments et Pharmacovigilance

Que veulent les patients ?

Nos travaux menés dès les années 2000 au centre hospitalier de Cholet

J'exerce au centre hospitalier de Cholet depuis septembre 2002.

L'information des patients, l'importance de la pharmacovigilance et la sécurisation des soins médicamenteux sont des sujets qui attirent mon attention depuis de très nombreuses années.

Ce fait jaillit, par exemple, dans mes travaux publiés.

Une publication, effectuée dès 2006, relate les résultats de la mise en place de la pharmacovigilance[4] au centre hospitalier de Cholet initiée dès mon arrivée dans l'établissement.

---

[4] Amine UMLIL et al. ; « *La pharmacovigilance dans un Centre Hospitalier Général : modalités pratiques de mise en place, résultats et actions d'améliorations* ». Revue Le Pharmacien Hospitalier ; N°165 ; juin 2006 ; pages :73-84.

La même année, dans le même numéro de cette revue nationale avec comité de lecture, une deuxième publication mentionne l'état des lieux effectué dans le cadre du circuit du médicament à la demande des pouvoirs publics[5].

Une troisième étude, menée avec une étudiante en cinquième année de pharmacie, concerne l'information des patients.

En effet, mon intérêt porté à l'information des patients trouve une trace dans notamment un travail que j'avais confié à cette étudiante dès ces années 2000. Son mémoire de stage s'est poursuivi par une thèse ainsi libellée :

« *Développement de l'information sur les traitements auprès des patients ambulatoires de l'hôpital de Cholet : prise en compte de leur avis dans la conception de fiches conseils* »

J'étais son directeur de thèse. Celle-ci a été soutenue publiquement le 10 décembre 2004 à l'Université d'Angers (U.F.R. des Sciences Pharmaceutiques et d'Ingénierie de la Santé) ; ma faculté d'origine.

---

[5] Amine UMLIL et al. ; « *Contrat de bon usage des médicaments : proposition d'une méthodologie pour réaliser l'état des lieux du circuit du médicament dans un Centre Hospitalier Général* ». Revue Le Pharmacien Hospitalier ; N°165 ; juin 2006 ; pages :85-98.

En 2005, je présente ce travail *au Congrès National des Pharmaciens des Hôpitaux* organisé à *La Rochelle* le 10, 11 et 12 mai 2005. Il a donné lieu à des communications affichée et orale. Son titre est :

« *Rétrocession [vente externe de certains médicaments particuliers aux patients non hospitalisés] et* **fiches conseils : que veulent les patients ?** »

En effet, de nombreuses enquêtes ont mis en évidence le fait que les patients sont demandeurs d'informations sur la nature de leur maladie et sur les traitements qu'ils reçoivent.

Parallèlement à l'information personnalisée transmise oralement par les professionnels de santé, de nombreux documents d'information destinés aux patients sont produits chaque année. Ces documents sont le plus souvent conçus par des spécialistes **sans le concours du principal concerné : le patient**.

C'est dans ce contexte que j'avais **décidé d'impliquer les patients** dans la conception de fiches d'informations relatives à leurs traitements.

Un protocole précisant les modalités de cette étude a été préalablement rédigé.

Le but de l'étude visait à identifier les

attentes des patients relatives au contenu et à la présentation des fiches conseils.

L'enquête a utilisé le questionnaire comme instrument de recherche. La préparation de cet outil a fait appel à des décisions sur la nature, la forme, la séquence et la rédaction des questions à poser. Il comprend 41 questions au total.

L'unité de sondage participant à cette étude concerne des personnes non hospitalisées venant chercher un ou plusieurs médicaments. Il peut s'agir du patient lui-même ou de son entourage : conjoint ou parent participant à la prise en charge du traitement.

Seules les personnes acceptant de répondre au questionnaire seront inclues dans l'étude. Il s'agit d'un échantillonnage non probabiliste de convenance.

La durée de l'étude a été fixée à 2 mois. Elle devait nous permettre d'atteindre un échantillon de 50 personnes.

Les résultats sont intéressants.

Vingt-huit questionnaires (dont 21 entièrement renseignés) ont été remplis au lieu des 50 attendus.

La durée de l'étude a été pourtant prolongée et s'est finalement déroulée du 27 août 2003 au 10 février 2004, soit 5 mois et demi environ.

La durée moyenne de remplissage du questionnaire est de 8,45 minutes avec des extrêmes allant de 5 à 25 minutes (8,45 minutes [5-25]).

L'âge (renseigné sur 23 questionnaires) moyen de l'échantillon est de 43 ans [21-81].

Le sexe (renseigné sur 23 questionnaires) comprend 14 hommes et 9 femmes.

Les personnes interrogées sont représentées de la façon suivante : 18 patients, 6 parents, 3 conjoints et 1 non renseigné.

À la question *« Auprès de qui les patients cherchent-ils les réponses à leurs questions ? »*, la réponse est la suivante : médecin (86%), pharmacien (57%), autres professionnels de santé (14%), internet (14%), autres (11%), associations (3%).

À la question *« Lorsque le médicament est disponible à la fois en officine et en pharmacie hospitalière, quel est le lieu de dispensation préféré par les patients ? »*, la réponse est : officine de ville (52%), pharmacie hospitalière (26%), indifférent (22%).

La réponse à la question *« Les patients sont-ils intéressés par l'information écrite ? »* est : écrit (26%), oral (26%), oral et écrit (48%).

À la question « *Une fiche conseil est-elle nécessaire ?* », 57% des personnes interrogées déclarent avoir besoin d'informations sur leur traitement et 89% ont jugé utile la réalisation d'une fiche conseil. Soixante-quatre pour cent **(64%) ont déjà lu la notice** relative à leur traitement et **50% seulement la juge lisible et compréhensible.**

Et surtout, à la question relative aux « *items que doit contenir une fiche conseil* » selon les patients (préférence par ordre décroissant), la réponse est :

— ***Effets indésirables, mises en garde, précautions d'emploi (86%)*** ;
— ***Indications et bénéfices (82%)*** ;

— Contre-indications (79%) ;
— Interactions médicamenteuses et alimentaires (79%) ;
— Composition du médicament (75%) ;
— Surveillance du traitement (71%) ;
— Conséquences d'un surdosage (71%) ;
— Posologie habituelle (57%) ;
— Mode d'administration (54%) ;
— Modalités de conservation (54%) ;
— Compatibilité avec l'utilisation des machines (54%) ;
— Mode d'action (54%) ;

- Définitions des termes médicaux (46%) ;
- Comment arrêter le traitement (46%) ;
- Formes galéniques existantes (43%) ;
- Quand appeler un médecin (43%) ;
- Idées fausses (43%) ;
- Emplacement pour noter les rendez-vous (39%) ;
- Adresses pour en savoir plus (36%) ;
- Conditionnements disponibles (21%) ;
- Nom du médicament dans d'autres pays (18%).

Relevons le fait que les patients souhaitent une **information** relativement **équilibrée** et basée sur le **rapport bénéfice (82%) / risques (86%)**.

La réponse à la question *« Sous quelle forme doit se présenter une fiche conseil selon les patients ? »* est : un document rédigé sous-forme *« Questions-Réponses »* à orientation *« paysage »* et de format *« demi-A4 »* n'excédant pas 4 pages avec une police de taille 12 a été retenu. L'introduction de la couleur et la présence d'illustrations ont été demandées, respectivement par 50% et 57% des personnes interrogées.

Malgré les limites de notre étude, l'analyse des données nous a permis d'élaborer une fiche conseil *« type »*, articulée autour de 8 items, répondant à un besoin réel identifié et exprimé par l'utilisateur final.

La transmission aux patients d'une information claire, adaptée et fiable sur les **bénéfices et les risques** de leurs traitements comporte de multiples avantages. Elle est indispensable aux patients pour une prise en main optimale de leur santé et elle contribue à l'efficacité thérapeutique, notamment en cas de maladie chronique.

La prise en compte de l'avis des patients est un prérequis à l'établissement d'un dialogue et d'une relation de confiance entre le patient et le pharmacien. Elle s'inscrit dans le cadre d'un plus grand partage et d'amélioration de l'information.

En effet, patients et experts ne portent pas forcément le même jugement sur la qualité d'un document d'information. Il nous est impossible de deviner sûrement leurs préférences et nous ne pouvons sans arbitraire nous croire aptes à choisir ce qui est le mieux pour eux.

Enfin, d'autres axes d'amélioration de la qualité des documents d'information destinés aux patients sont possibles comme, par exemple : l'élaboration d'une stratégie de diffusion, l'évaluation du document et de son utilisation, la planification de la mise à jour périodique du document, la prise en considération des besoins en information des patients parlant une langue étrangère, des malvoyants, etc..

Impliquer les patients à tous les stades de la production d'information doit être promu au rang des critères de qualité des documents d'information qui leur sont destinés.

Telle était ma communication lors de ce *Congrès* de 2005.

Cette étude a été présentée lors de la troisième **réunion d'information indépendante, destinée au public**, qui s'est tenue le 22 novembre 2018 au centre hospitalier de Cholet.

Troisième réunion d'information destinée au public

« Effets indésirables des médicaments : les apports et les limites de la pharmacovigilance »

CTIAP (centre territorial d'information indépendante et d'avis pharmaceutiques)
Centre hospitalier de Cholet
Jeudi 22 novembre 2018, 17h
Salle Verlaine (sous-sol)

Durée de la réunion : environ 3h.

<u>N.B.</u> : Une invitation a été adressée à Madame la Ministre des solidarités et de la santé ; ainsi qu'à Monsieur le directeur général de l'agence régionale de santé (ARS) des Pays-de-la-Loire.

Le Conseiller au cabinet de Madame la Ministre et le secrétariat du directeur général de l'ARS m'ont informé de l'absence de ces deux invités à cette rencontre.

Plan de l'exposé

- Déclaration des éventuels liens et conflits d'intérêts

- Effets indésirables des médicaments et fonctionnement de la pharmacovigilance : un besoin d'information ; une demande des patients *(Madame Jacqueline HOUDAYER, Présidente de l'Association CADUS (Conseil Aide & Défense des Usagers de la Santé)*

- La vie d'un médicament *(Amine UMLIL)*
    – Avant la commercialisation
    – Pharmacovigilance
        - Définitions
        - Naissance d'un effet indésirable
        - Lien entre le médicament suspect et l'effet indésirable constaté
        - Devenir d'une déclaration de pharmacovigilance
        - Procédure de signalement d'un effet indésirable
        - Le signalement : une obligation ou une option ?
        - Rôle des patients et des associations de patients
        - Limites de la pharmacovigilance
        - Médicaments anciens et

nouveaux : exemples historiques et récents
  ▪ Coût d'un effet indésirable

• Prévenir des décès évitables tout en réduisant le coût pour la Collectivité : l'exemple du 5-fluorouracile (5FU) *(Madame le docteur Michèle BOISDRON-CELLE, Institut de Cancérologie de l'Ouest (ICO), site Paul Papin, Angers)*

• Grossesse et allaitement : quelle attitude face aux médicaments ? *(Amine UMLIL)*

• Un cas choletais à l'origine d'une modification de l'autorisation de mise sur le marché (AMM) : ajout d'un effet indésirable *(Amine UMLIL)*

• Échange avec le public

...

Comme lors des deux précédentes rencontres, un résumé de cette troisième réunion est disponible sur le site du CTIAP[6] depuis le 29 novembre 2018.

---

[6] Site internet du CTIAP : http://ctiapchcholet.blogspot.com/

Les obstacles sont de retour.

Les obstacles de retour

Une récidive...

De nouveaux freins à la pharmacovigilance

La nouvelle direction avait pourtant tenté de lever ces obstacles. En effet, le 23 janvier 2013, ladite direction *« Qualité »* et *« Gestion des risques »* m'écrivait notamment ceci :

« (...) il est prévu que vous soyez destinataire de toutes les fiches ayant trait avec le médicament (...) »

Cette promesse n'a pas été respectée.

Dans ma publication[7] de 2006, j'indique les causes de la sous-notification en pharmacovigilance :

« (...) Les causes de la sous-notification sont nombreuses et connues : difficulté de diagnostic de l'effet indésirable, craintes du médecin, méconnaissance du caractère obligatoire de la déclaration, manque de temps ou d'intérêt de la part du déclarant, etc.. »

Mais, dans notre cas, ces effets indésirables

---

[7] Amine UMLIL et al. ; *« La pharmacovigilance dans un Centre Hospitalier Général : modalités pratiques de mise en place, résultats et actions d'améliorations »*. Revue *Le Pharmacien Hospitalier* ; N°165 ; juin 2006 ; pages :73-84.

présumés liés aux médicaments, et dont le signalement en pharmacovigilance est bloqué, ne peuvent venir alimenter les chiffres de ladite sous-notification. Car, en l'espèce, ces effets indésirables sont bien notifiés par les soignants à la direction de la *« Qualité »* et de la *« Gestion des risques »*. Mais, ces effets indésirables ne sont pas transmis au responsable de la pharmacovigilance et de la coordination des vigilances sanitaires.

Ce qui est regrettable, déplorable, inacceptable. Et c'est peu dire.

Pourtant, la procédure établie par le centre hospitalier indique :

« À qui déclarer ?
Auprès du correspondant local de pharmacovigilance (coordonnées précisées sur la fiche de signalement (…)).
En son absence, la déclaration peut être faite auprès du CRPV (centre régional de pharmacovigilance)… »

Cette procédure est applicable depuis la mise en place de la pharmacovigilance qui a été initiée en septembre 2002, date de mon arrivée dans l'établissement.

Cette procédure est confirmée en 2009 suite à la création de l'unité de pharmacovigilance à l'hôpital.

Cette procédure, intitulée « *Signalement d'un effet indésirable lié à l'utilisation d'un médicament* », est rédigée par le responsable de cette unité de pharmacovigilance. Elle est vérifiée, et co-signée, par le pharmacien chef de service de la pharmacie, et surtout par le médecin responsable du centre régional de pharmacovigilance (CRPV).

Cette procédure précise :

« *Adresser la fiche de signalement d'un effet indésirable au correspondant local, à l'unité fonctionnelle de pharmacovigilance.*
Informer le patient concerné d'une déclaration anonyme au CRPV. »

Cette procédure ajoute :

« *Le correspondant local documente la déclaration et la transmet au CRPV (…) en respectant l'anonymat du patient. (…)* »

D'ailleurs, l'article de loi, soit l'ancien article L.5126-5 du Code de la santé publique, et le nouvel article L.5126-1 du même code, oblige la pharmacie d'un établissement de santé, public ou privé, dite *« pharmacie à usage intérieur »* (P.U.I.), à *« concourir à la pharmacovigilance (…) »* et à toute action de sécurisation du circuit du médicament.

Cette P.U.I., signataire de ladite procédure, doit donc transmettre tout effet indésirable, présumé lié aux dysfonctionnements du circuit du médicament (Prescription, dispensation pharmaceutique, administration), au responsable de l'unité de pharmacovigilance.

Mais, quelle est donc cette personne, quels sont donc ces auteurs qui se croient intouchables ?

Contrairement à ce que soutient la revue indépendante *Prescrire* à propos de ladite firme pharmaceutique, aucune procédure ne semble avoir été engagée contre les auteurs de ces agissements. Bien au contraire, ils continuent de jouir de leurs promotions à des postes de *« chef de service »*, *« membre de la commission médicale d'établissement »*, *« qualité »*, *« gestion des risques »*, *« membre du directoire »*…

En principe, ces individus, qui portent atteinte à l'intérêt général, devraient être réduits à leur juste dimension.

La firme pharmaceutique, au moins elle, reconnaît sa faute.

Comme l'écrit la revue *Prescrire* en ce début du mois de juillet 2018 :

« On mesure ici toutes ses insuffisances et l'impuissance délibérée des autorités de régulation. »

Après, certains s'étonneraient des raisons de la méfiance de la population envers lesdites autorités *ad hoc*.

Sur son site internet, la chambre régionale des comptes rappelle notamment :

« La société a le droit de demander compte à tout agent public de son administration » - Article 15 de la déclaration des droits de l'homme et du citoyen. » Et de « *s'assurer du bon emploi de l'argent public, en informant le citoyen.* »

…

J'ai conscience de n'avoir ni la *« force du nom »* ni celle du *« prénom »*. J'ai juste un *Curriculum vitae (C.V.)* dont un extrait est disponible sur le site internet du CTIAP (centre territorial d'information indépendante et d'avis pharmaceutiques)[8].

La question posée reste donc en suspens : Combien d'effets indésirables graves seraient-ils cachés ? Combien de décès ? Combien de mises en jeu du pronostic vital ? Combien d'invalidités, d'incapacités importantes, durables ? Combien de séquelles ? Combien d'anomalies ou malformations congénitales ? Combien d'hospitalisations ? Combien de prolongations d'hospitalisations ?

...

« Patere legem quam fecisti » - Respectes la règle que tu as faite -.

C'est l'État de Droit.

Le respect commence notamment par un regard vers le paysage de l'autre et par l'expression d'un parler vrai.

---

[8] Site internet du CTIAP : http://ctiapchcholet.blogspot.com/

TABLE DES MATIÈRES

Serment de Galien

Déclaration d'absence de tout lien ou conflit d'intérêts

Page

Introduction……………………………………………………7

Fin 2018 : un constat……………………………………..*10*

Dans un hôpital public aussi : « *impunité organisée* »…………*11*

Alerte du 10 septembre 2018 envoyée à la Ministre des solidarités et de la santé : e-mail de 18h25……………………*13*

Réponse rapide du Conseiller au cabinet de Madame la Ministre des solidarités et de la santé……………………………*18*

Relance du Conseiller au cabinet de Madame la Ministre des solidarités et de la santé……………………………………*19*

Nouvelle réponse rapide du Conseiller au cabinet de Madame la Ministre des solidarités et de la santé……………………*21*

Privé d'un recours auprès de Madame la Ministre des solidarités et de la santé..22

Agence régionale de santé (ARS) des Pays-de-la-Loire informée de l'alerte adressée à Madame la Ministre des solidarités et de la santé..23

« *Pharmacovigilance ; un extrait des arguments de droit* » : Note du 28 septembre 2018 élaborée conformément au souhait du directeur de l'hôpital..24

Méconnaissance des obligations de signalement des effets indésirables des médicaments : une sanction prévue............27

Tweets récents de l'agence nationale de sécurité du médicament (ANSM)..28

Des antécédents : Obstacles historiques à la pharmacovigilance Et Freins à la sécurisation du circuit du médicament
Des faits non exhaustifs... 30

Fausses informations diffusées au sein de l'hôpital................31

Des freins historiques entravant le fonctionnement normal de la pharmacovigilance..38

Obstacles à la sécurisation du circuit du médicament : constats des autorités *ad hoc*..40

Pourquoi le poste du « *coordonnateur de la gestion des risques associés aux soins* » est resté vacant ? Malgré les compétences disponibles... 43

Une convocation et un courrier dans le dossier administratif d'une cadre de santé ayant alerté..............47

Des bilans occultés au niveau du rapport d'activité de l'hôpital..............52

Des écrits extraordinaires : constats, témoignages, attestations... Le traitement qui m'a été réservé..............54

Autres reconnaissances, externe et interne à l'hôpital, reçues suite à mes travaux..............75

L'état du centre hospitalier : constats, témoignages, pétitions, motions, lettres ouvertes... 81

Exemple d'un individu accompagné, tranquillement, jusqu'à sa retraite : Constat du service régional de la police judiciaire (SRPJ) suite à mon alerte de 2007..............123

L'accueil réservé à mon alerte de 2007 par le Ministère Public..............134

Soumis à une « *expertise psychologique* » approfondie. Comme un « *criminel* »... Et c'est à moi, et seul, qu'on fait subir une expertise psychologique approfondie... 137

De « *partie civile* », je bascule ainsi vers le « *banc de l'accusé* ». Ce n'est que sur le « *banc des prévenus* » que j'ai pu enfin accéder, partiellement, au juge et au droit... 143

Un terrible gâchis..............149

Une lettre de mon cinquième avocat..............151

Constat de la revue indépendante *Prescrire* : lettre du 17 février 2003..............152

Année 2004 : Ma contribution à une enquête de l'inspection générale des affaires sociales (IGAS).......................*154*

Droit de retrait...*155*

Une reconstruction en cours...................*156*

Les écrits du nouveau directeur, arrivé en septembre 2012 : quelques exemples...*157*

Les écritures de l'Ordre national des pharmaciens................*159*

Information sur les médicaments et Pharmacovigilance. Que veulent les patients ? Nos travaux menés dès les années 2000 au centre hospitalier de Cholet..*161*

Troisième réunion d'information destinée au public. *« Effets indésirables des médicaments : les apports et les limites de la pharmacovigilance »*. CTIAP (centre territorial d'information indépendante et d'avis pharmaceutiques). Centre hospitalier de Cholet. Jeudi 22 novembre 2018, 17h. Salle Verlaine (sous-sol). Durée de la réunion : environ 3h. *170*

Les obstacles de retour
Une récidive...   ....*174*

De nouveaux freins à la pharmacovigilance...........................*175*

© 2018, Amine UMLIL

Éditeur :
BoD – Books on Demand,
12/14 rond-point des Champs Élysées
75008 Paris, France

Impression :
BoD – Books on Demand, Norderstedt,
Allemagne

ISBN : 9782322091331
Dépôt légal : décembre 2018